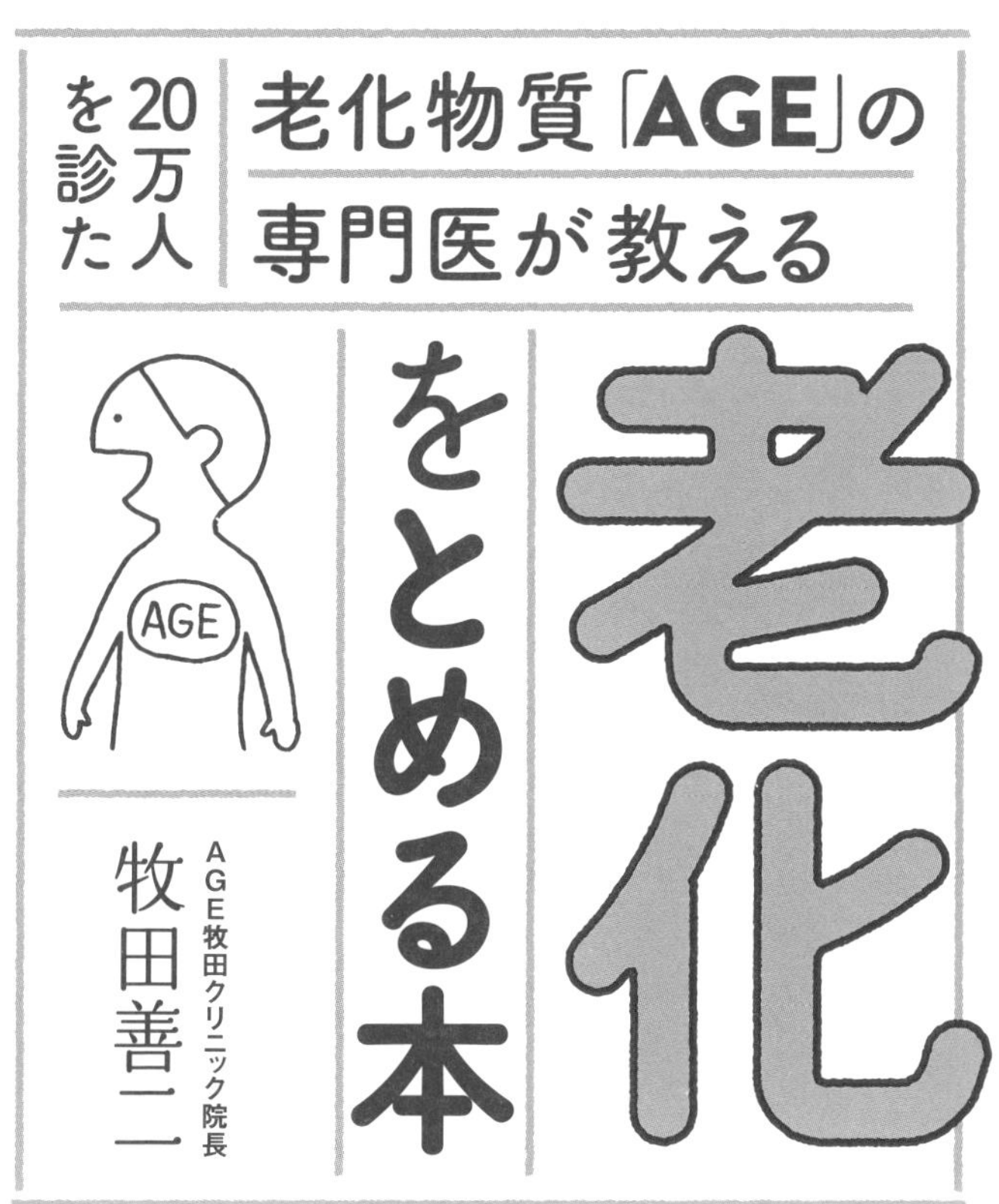

フォレスト出版

はじめに

私は東京・銀座のクリニックで年間３０００人以上の患者さんを診ている糖尿病の専門医です。クリニックの名前は「ＡＧＥ牧田クリニック」といいます。私は日本では数少ないＡＧＥの専門家でもあるのです。

ＡＧＥとは「Advanced Glycation End-products」の略で、日本語では「終末糖化産物」と訳されています。タンパク質や脂質と糖が結びついてできる糖化した物質のこと。わかりやすくいえば、体についた「コゲ」です。

私たちの体は水分と脂肪を除くと、ほとんどがタンパク質でできています。ＡＧＥはタンパク質に悪い影響を与えます。

体の老化を加速させ、心臓病や脳卒中を招く動脈硬化、がん、骨粗しょう症、認知症、そして肌のシミやシワといった老化のあらゆる場面でＡＧＥが関わっているのです。

しかし、日常生活でAGEを避けたり、減らしたりすることで、その害を防げます。つまり、体の老化を遅らせることができるのです。

本書では「最近、ちょっとふけたかな」と老化を自覚しはじめた人や、老化に伴う体調不良や将来の健康が気になる人に向けて、AGEへの対処法を中心に「老化をとめる」方法をイラストや図を交えてわかりやすく説明しました。

気になるところがありましたら、その項目を見て食生活や行動を見直してみてください。

ひとりでも多くの方がいつでも若々しく健康を保ちながら人生を楽しむための指南書となれば幸いです。

牧田善二

第2章 症状別 若返り対策（からだ編）

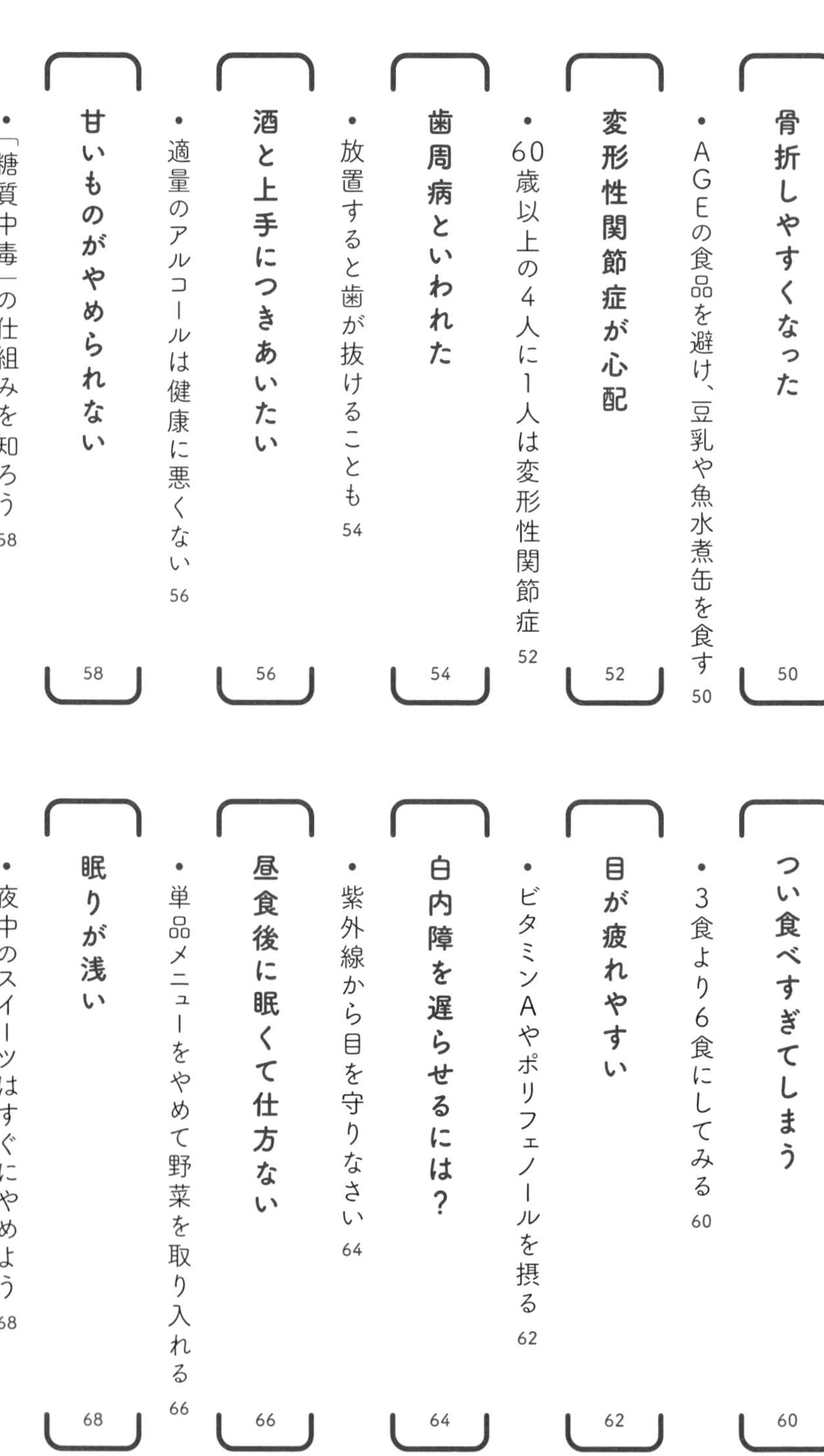

第3章 男性の不調、女性の悩み

第4章 症状別 若返り対策（肌・髪編）

第5章 最強アンチエイジングフード20

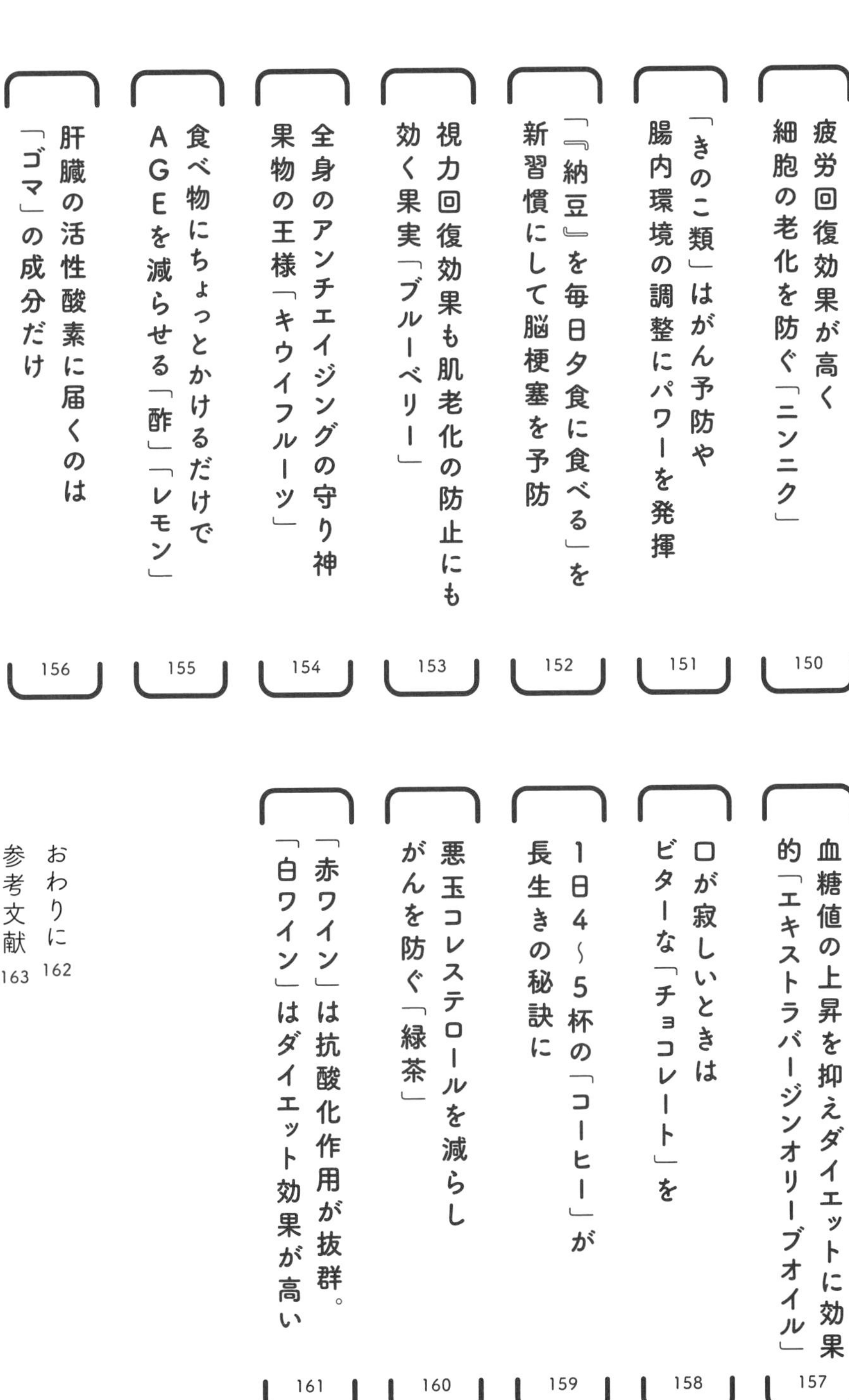

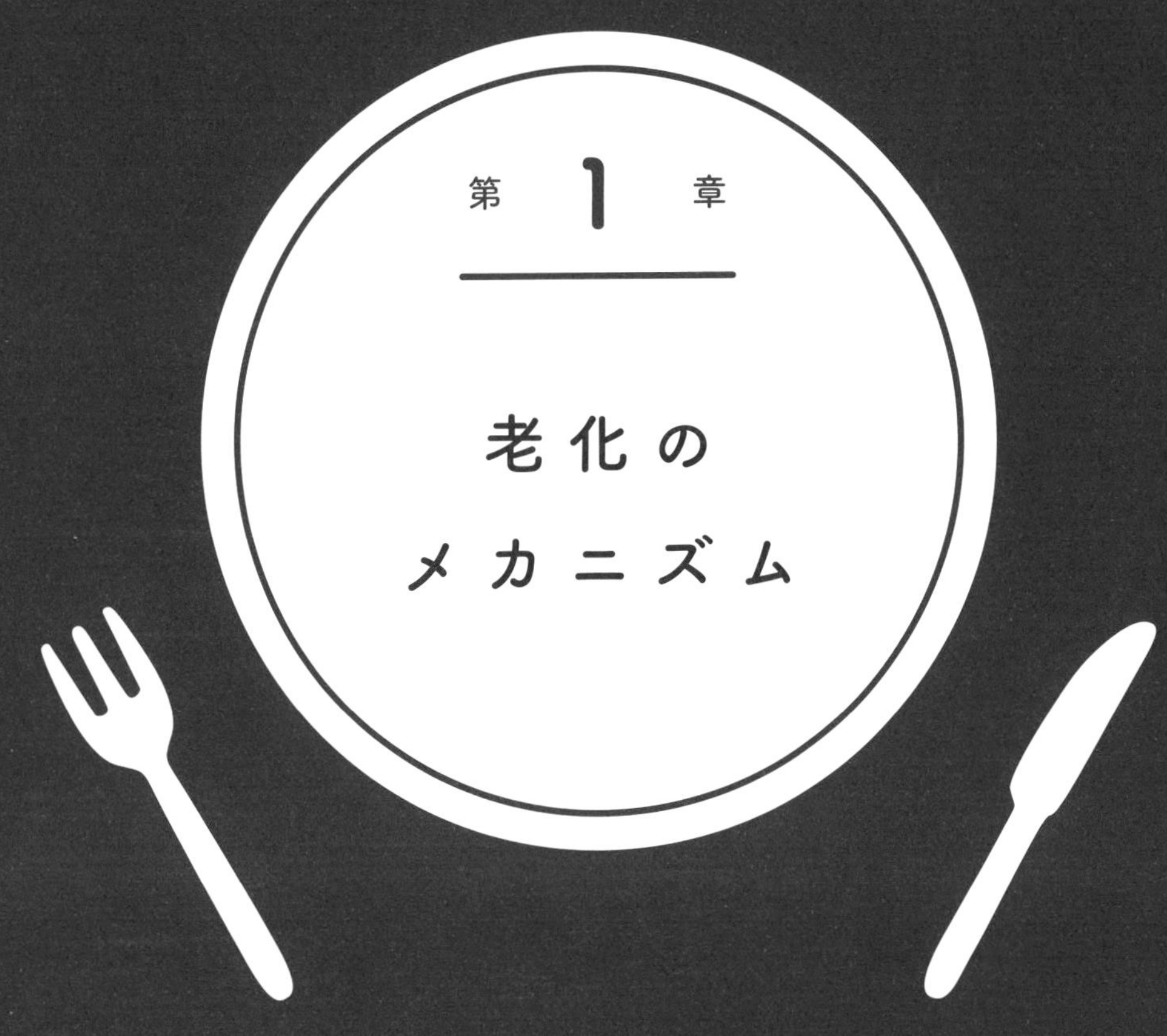

第1章

老化のメカニズム

酸化と糖化が老化の元凶

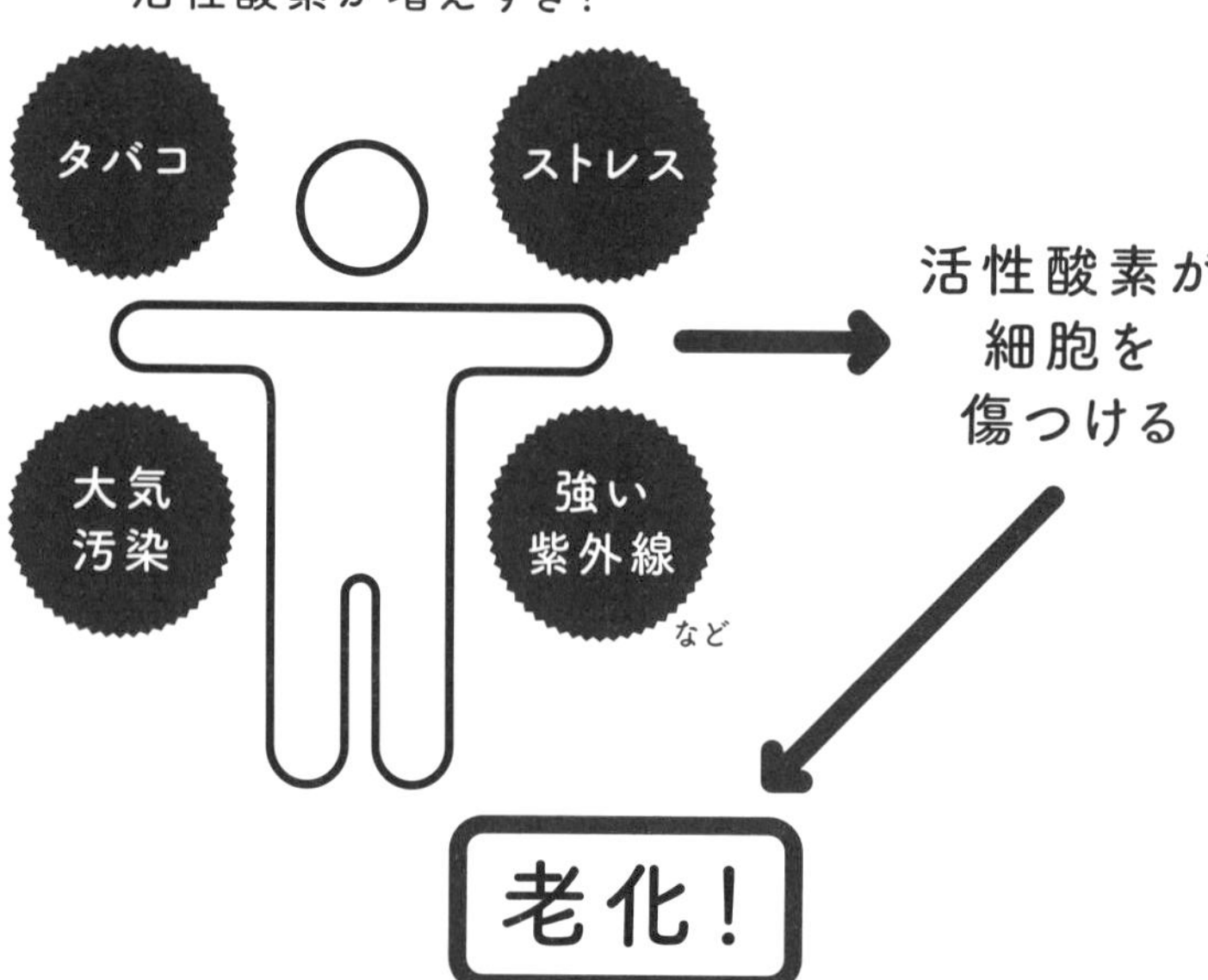

酸化は体のサビ。活性酸素が原因

酸化とは物質に酸素が結合する反応です。体に起こる「サビ」といわれています。

大気中には20％の酸素が含まれており、さまざまな外部からの刺激で、体内に活性酸素※が発生します。

この物質が過剰に生まれると細胞を障害してがん、心筋梗塞などの生活習慣病を起こします。人間の体にはこの活性酸素から体を守る抗酸化反応防御機構が備わっています。

活性酸素産生が抗酸化反応防御機構を上

酸化しないための成分

体の中にそもそもある抗酸化反応防御物質（酵素）

- スーパーオキシドジスムターゼ（SOD）
- カタラーゼ
- グルタチオンペルオキシダーゼ

食品中の成分

- ビタミンC
- ビタミンE
- カロテノイド

【カロテノイドとは】
黄色や赤色の色素のこと。代表的なものにβ-カロテンやリコピンなどがある。β-カロテンは動物や人間の体内でビタミンAに変わる。

回った状態を「酸化ストレス」といいます。酸化ストレスを起こす原因となるのは紫外線、大気汚染物質、タバコ、酸化した物質の摂取（古くなって酸化した油など）、過度な運動、仕事などがあります。

逆に酸化ストレスを抑える抗酸化反応防御物質には生体にあるスーパーオキシドジスムターゼ（SOD）、カタラーゼ、グルタチオンペルオキシダーゼなどの酵素と呼ばれる物質。さらにビタミンC、ビタミンE、カロテノイドなどの食べ物に含まれる物質があります。

いままではこの酸化が人間の老化の原因と考えられてきました。しかし、最近の研究では次に述べる**糖化によって生まれるAGEが酸化以上に老化に深く関与している**ことがわかってきました。しかも糖化反応が進むと酸化反応も同時に進行し、その逆もあります。

※活性酸素とは、我々が呼吸している大気中の酸素よりも活性化された酸素およびその関連分子の総称で、不安定でいろいろな物質と反応しやすい性質をもっている。

糖化＝体の〝コゲ〟

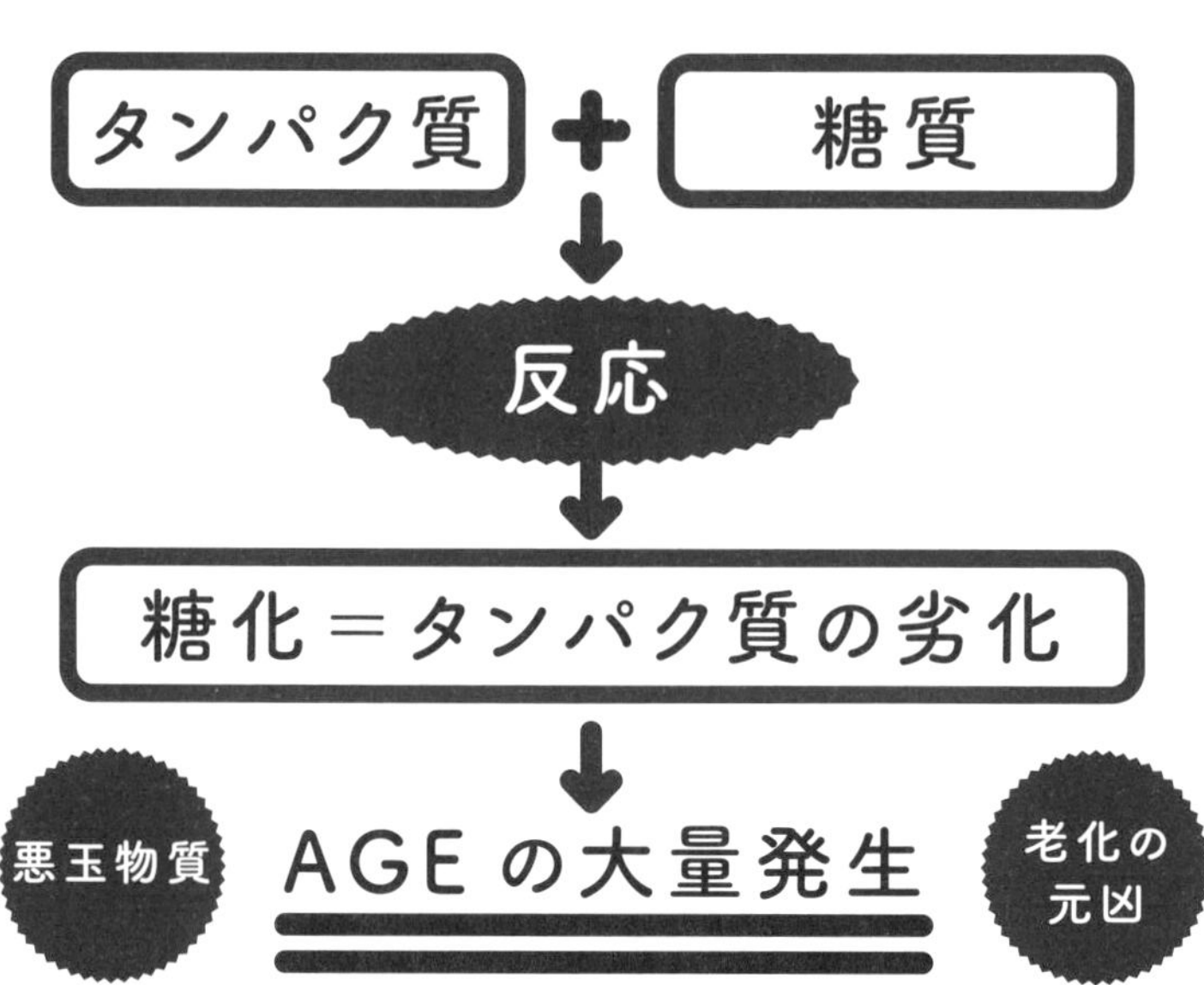

つまり酸化反応と糖化反応は同時に進むことが多いので糖化酸化反応(Glycoxidation)と呼ぶことが提唱されています。

糖化は体のコゲ

糖化とはタンパク質や脂肪にブドウ糖が結合する反応です。こちらは体に起こる「コゲ」といわれています。

この反応によって体の中にＡＧＥという物質ができてきます。この糖化は体の老化、特に肌のシワやシミの最大の原因であるだけでなく、がん、心筋梗塞（しんきんこうそく）、脳卒中、アルツハイマー病、骨粗しょう症、高血圧症、糖尿病などさまざまな病気の原因にもなっています。

つまり、ＡＧＥは「人類最大の敵」といえま

糖化しないためのポイント

- 高温調理した肉や魚をできるだけ避ける。
- 糖質、炭水化物をできるだけ食べない。
- タバコを吸わない。
- 紫外線を避ける。

す。**AGEはこれを多く含む食べ物を摂取することで体の中に溜まります。**

ＡＧＥは高い熱を加えた調理によって大量にできます。具体的には肉や魚を「揚げる」「直火など高温で焼く」と生の状態の10倍以上にＡＧＥが飛躍的に増えるので注意が必要です。肉や魚は生が理想ですが、それが難しければ、煮たり蒸したりする調理法にしましょう。本書で詳しく述べていきます。

また、ＡＧＥはブドウ糖から生まれるので血糖値が上がる糖質、炭水化物をたくさん食べると増えます。そのほかに喫煙や紫外線もＡＧＥを増やします。61歳の女性で露出している額としていない太ももでＡＧＥ量は約4倍の差がありました（British Journal of Dermatology 2001, 145:10-18）。紫外線によるＡＧＥ産生の差だと考えられます。

そもそもタンパク質って何？

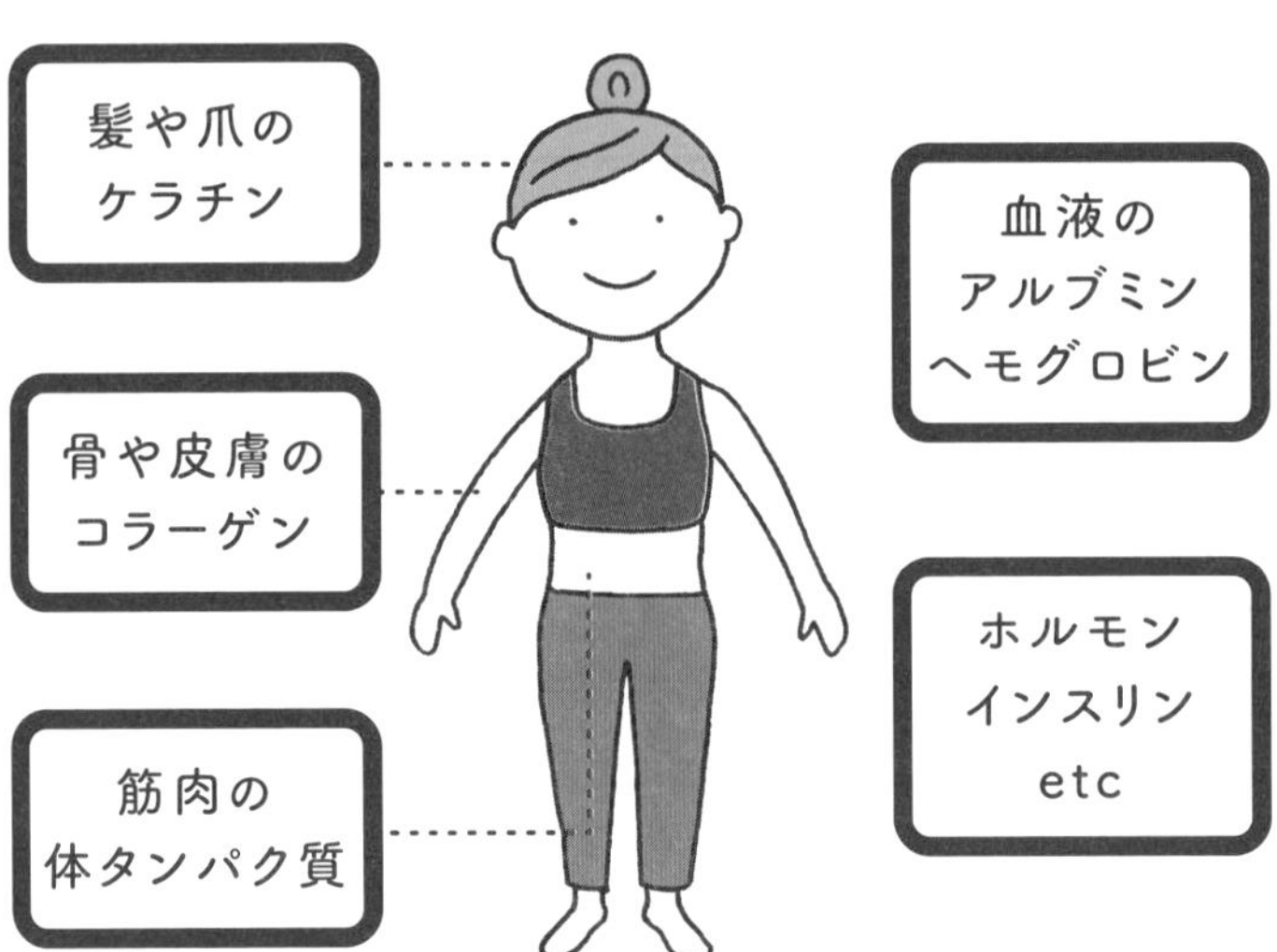

体はすべてタンパク質メイド

「糖化とはタンパク質や脂肪にブドウ糖が結合する反応」です。なかでも、タンパク質は人間の体のほとんどを構成する大切な成分です。タンパク質についておさらいしましょう。

水分と脂肪分を除くと人の体のほとんどはタンパク質からできています。体はオールタンパク質メイドなのです。

髪や爪のケラチン、骨や肌のコラーゲン、筋肉の体タンパク質、血液のヘモグロビン、それからホルモン、ホルモンの一種であるイ

アミノ酸もタンパク質のこと

タンパク質

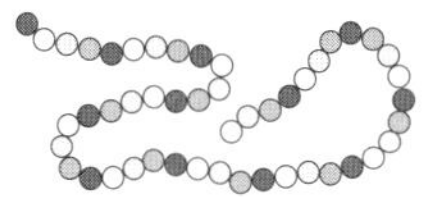

数十個から数万個のアミノ酸で構成されている。

ペプチド

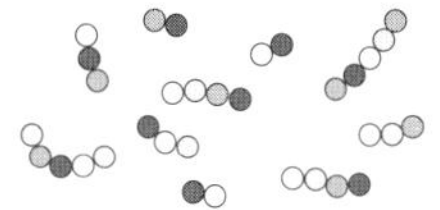

数個から数千個のアミノ酸が連結している。

アミノ酸

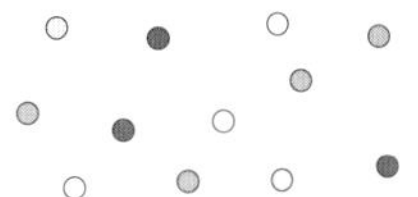

タンパク質の最小単位

アミノ酸は2種類

必須アミノ酸 …… 体内で合成できない

BCAA（イソロイシン、ロイシン、バリン）、ヒスチジン、リジン（リシン）、メチオニン、フェニルアラニン、スレオニン（トレオニン）、トリプトファン

非必須アミノ酸 …… 体内で合成できる

アスパラギン、アスパラギン酸、アラニン、アルギニン、システイン・シスチン、グルタミン、グルタミン酸、グリシン、プロリン、セリン、チロシン

ンスリン。これらは全部タンパク質です。その総重量は体重の約30～40％にものぼるといわれています。よく耳にするアミノ酸もタンパク質のことです。

タンパク質といえば、肉や魚を思い浮かべる人が多いと思います。これらを食べてもそのまま体内で吸収されません。体内で消化酵素の働きによってペプチドという形になり、さらに小腸などで分解されてアミノ酸というタンパク質の最小単位になります。そののちに、全身の各部位で目的ごとにタンパク質として再合成されるのです。これらをつくっているのは20種類のアミノ酸の組み合わせです。

こうして体の内側も外側もタンパク質によってつくられていますので、**タンパク質が劣化すると老化に直結**してしまうのです。

おいしそうな焼き色が老化の原因

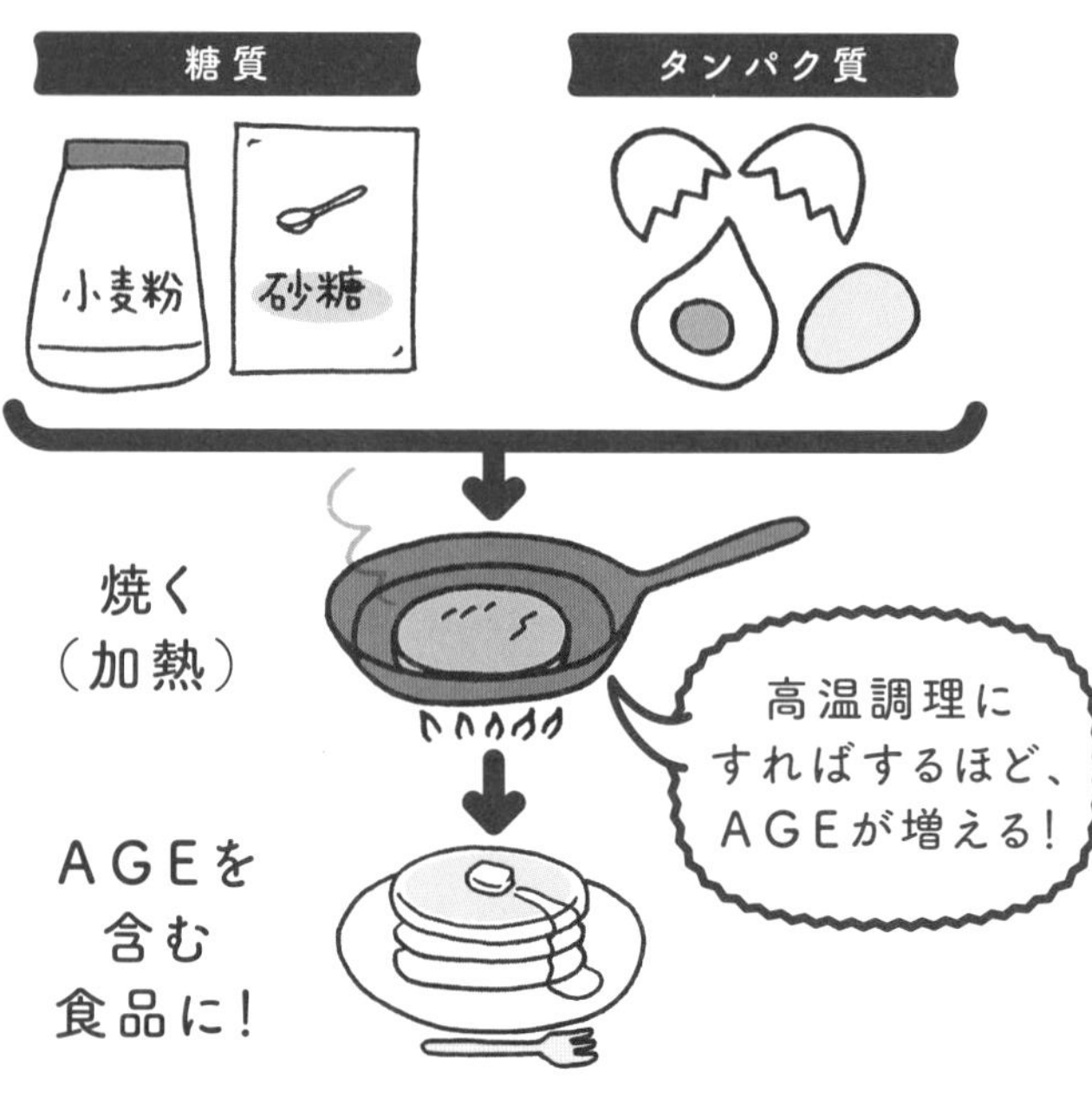

AGEは体内でも生成される

AGEはフランスの科学者ルイ・カミーユ・メラールが発見しました。

タンパク質は、既述のようにアミノ酸で構成されています。メラールは、**アミノ酸（タンパク質）と糖質を一緒に加熱すると褐色になる**ことを発見。メラールの英語読み「メイラード」から、この反応を「メイラード反応」と呼んでいます。たとえば、パンケーキは、小麦粉（炭水化物※）と砂糖（糖質）、卵（タンパク質）を混ぜてつくります。フライパンで加熱する

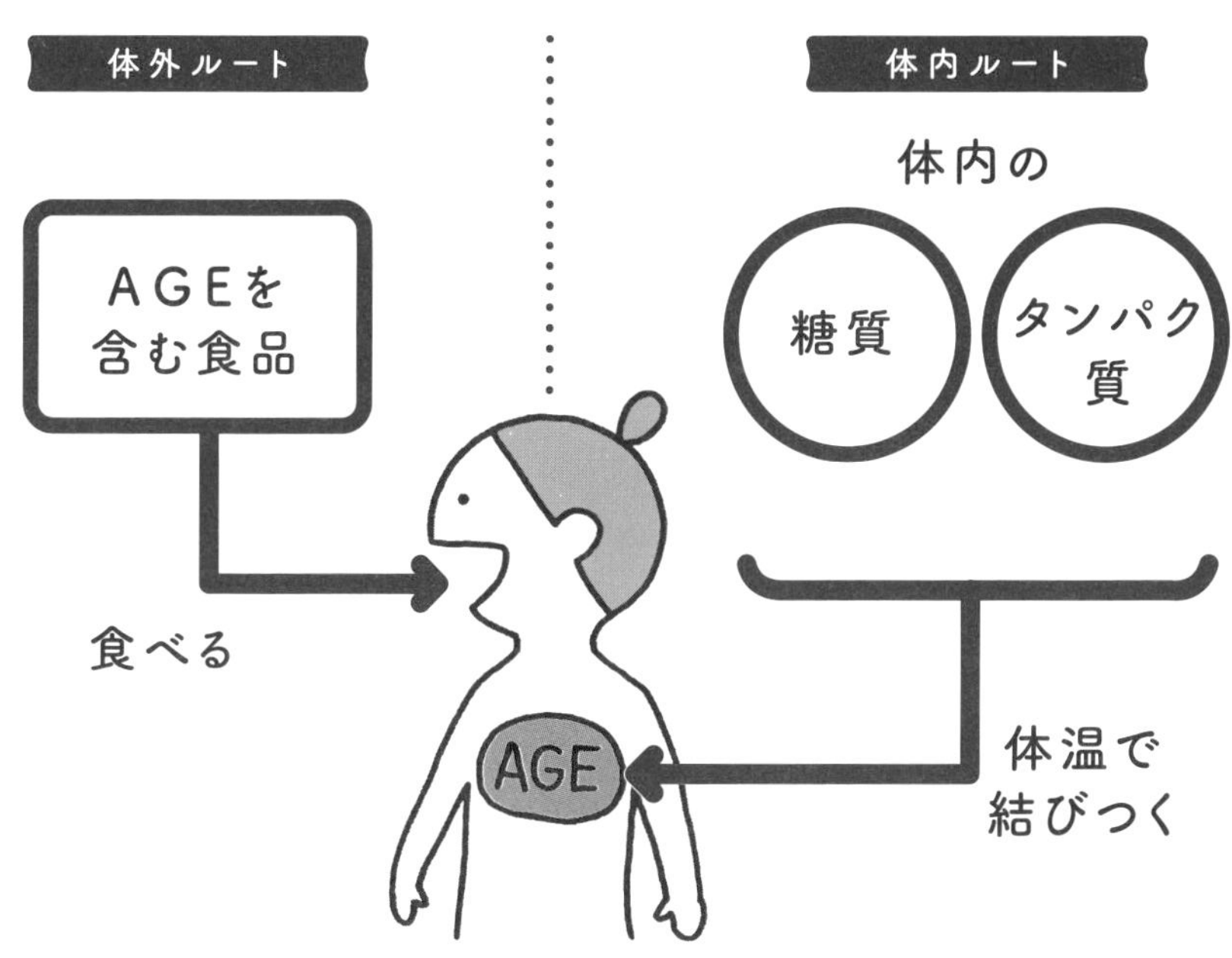

と褐色になります。これがメイラード反応です。AGEが大量に発生します。

ワッフルやから揚げも褐色になります。これらもメイラード反応です。

タンパク質や脂質とブドウ糖が結びつくとAGEができます。食品中にもAGEは含まれています。24、25ページに一覧にしましたので、参考にしてください。

AGEは食べることで体内に取り込まれます。加えて、体内の糖質とタンパク質が体温で熱されて結びつくことでも生成されます。

AGEは体に吸収され溜まると、なかなか体外に排出されません。**体のあらゆるところに溜まって、組織を壊し、老化の原因となります。**AGEを溜めないようにするため、糖質の摂りすぎに注意する必要があります。

※炭水化物は糖質＋食物繊維のこと

ふけない調理法

高温調理ほどAGEが高くなる

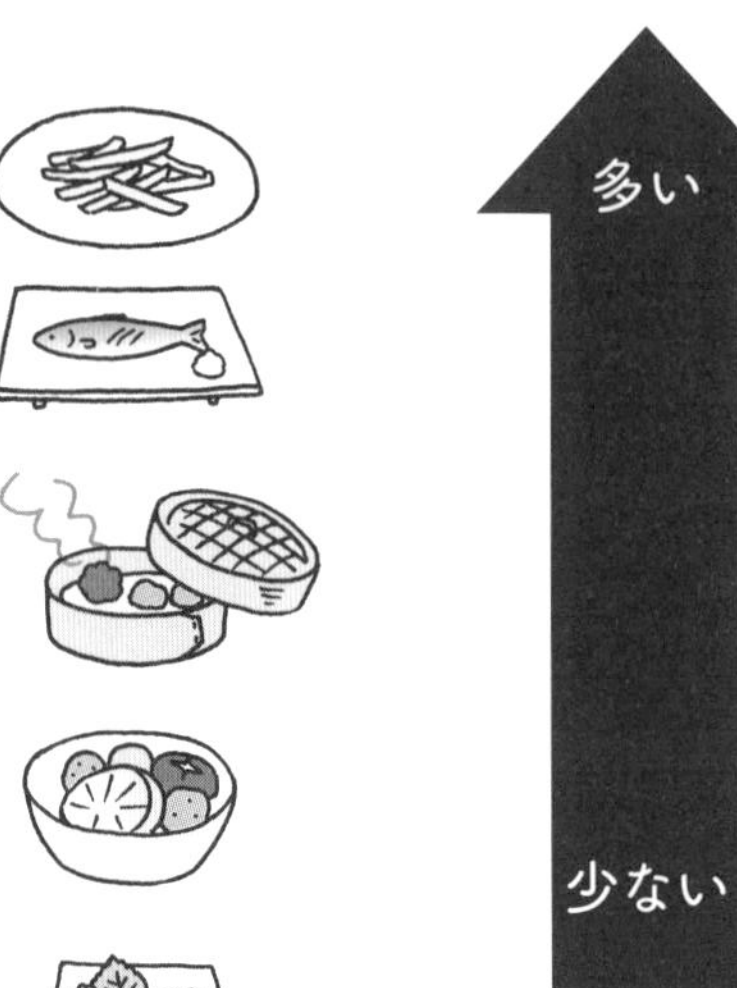
調理法
揚げる
焼く
蒸す
煮る
生
多い
少ない
AGE

できるだけ生に近い状態で食べる

AGEは同じ食品であっても調理法によって含有量が変わってきます。

いちばん少ないのは生です。そのあとは、煮る、蒸す、焼く、揚げるの順となります。**高温の調理になるほど、AGEは増えていきます。**魚であれば、焼いたり、揚げたりするより、生で食べるお刺身がベストなのです。

食品から摂取したAGEはほとんどが消化の際に分解されます。しかし10％は体内に吸収され、そのうちのさらに0・6から0・

老化を進める食べ物ワースト10

高AGEワースト10食品

バーベキューチキン	約16600KU/100g
ベーコン（焼く）	約11000KU/13g
フランクフルトソーセージ（5分焼く）	約10143KU/90g
鶏皮もも肉皮つき（焼く）	約10030KU/100g
ビーフステーキ（オリーブオイルで焼く）	約9050KU/90g
チキンカツ（鶏むね肉皮つき・25分揚げる）	約8965KU/90g
豚カツ	約7600KU/100g
チキンナゲット	約7764KU/90g
ピザ	約6825KU/100g
フランクフルトソーセージ（7分ゆでる）	約6736KU/90g

７％は体内に残ると考えられています。

食事は基本的に毎日３食食べます。微量であっても、食べるごとに蓄積されていきますので油断はできません。毎食の食事でできるだけＡＧＥを取らないように調理法に気を配ることが大切です。たとえば、ステーキなら十分に焼くのではなく、さっと焼いたレアに近い状態がよいということになります。

ＡＧＥはＫＵ（キロユニット）という単位で表されます。１日の上限は７０００から１万ＫＵです。少なくとも、これらを超えないように食べることが大切です。

たとえばベーコンは13グラムで約１万１０００ＫＵです。フランクフルトソーセージ（90ｇ）も５分焼くと１万ＫＵを超えます。

できるだけ、ＡＧＥ含有量の少ない食品を食べるようにしましょう。

食品名	AGE含有量
高炭水化物食品	
ごはん	9KU/100g
パスタ(8分間ゆでる)	112KU/100g
食パン(中心をトースト)	25KU/30g
食パン(耳の部分をトースト)	36KU/5g
パンケーキ	679KU/30g
ワッフル	861KU/30g
コーンフレーク	70KU/30g
じゃがいも(25分間ゆでる)	17KU/100g
フライドポテト(自家製)	694KU/100g
フライドポテト(ファストフード)	1522KU/100g
スイートポテト	72KU/100g
ポテトチップス	865KU/30g
クッキー(手作り)	239KU/30g
クラッカー	653KU/30g
ポップコーン	40KU/30g
肉	
フランクフルト(豚肉/7分間ゆでる)	6736KU/90g
フランクフルト(豚肉/5分間焼く)	1万143KU/90g
ハンバーガー(牛肉/6分間揚げる)	2375KU/90g
ハンバーガー(牛肉/ファストフード)	4876KU/90g
ローストビーフ	5464KU/90g
ベーコン(豚肉/電子レンジで3分間加熱)	1173KU/13g
ハム(豚肉)	2114KU/90g
ソーセージ(豚肉/電子レンジで1分間加熱)	5349KU/90g
鶏胸むね肉(皮なし)	
生肉	692KU/90g
煮る(1時間)	1011KU/90g
焼く(15分間)	5245KU/90g
揚げる(8分間)	6651KU/90g
電子レンジで加熱(5分間)	1372KU/90g
鶏胸肉(皮つき)	
チキンカツ(25分間揚げる)	8965KU/90g
焼く(45分間)	5418KU/90g
チキンナゲット	7764KU/90g
魚	
サケ(10分間揚げる)	1348KU/90g
サケ(生)	502KU/90g
サケ(スモークサーモン)	515KU/90g
マグロ(しょう油をつけて10分間焼く)	4602KU/90g
マグロ(25分間焼く)	827KU/90g
マグロ(オイル缶詰)	1566KU/90g
野菜	
ブロッコリー(ゆでる)	226KU/100g
トウガラシ(焼く)	261KU/100g
タマネギ	36KU/100g
果物	
リンゴ(生)	13KU/100g

食品名	AGE含有量
リンゴ（焼く）	45KU/100g
乳製品	
牛乳	12KU/250ml
牛乳（無脂肪）	1KU/250ml
牛乳（無脂肪を3分間電子レンジで加熱）	86KU/250ml
ヨーグルト	10KU/250ml
バニラアイスクリーム	88KU/250ml
アメリカ製プロセスチーズ	2603KU/30g
ブルーチーズ	1679KU/30g
カッテージチーズ	1744KU/120g
モッツァレラチーズ	503KU/30g
パルメザンチーズ	2535KU/15g
卵	
卵黄（10分間ゆでる）	182KU/15g
卵黄（12分間ゆでる）	279KU/15g
卵白（10分間ゆでる）	13KU/30g
卵白（12分間ゆでる）	17KU/30g
卵（マーガリンで焼く）	1237KU/45g
大豆製品	
豆腐（ゆでる）	3696KU/90g
豆腐（油で炒める）	3447KU/90g
混合食品	
マカロニとチーズ（焼く）	4070KU/100g
ピザ	6825KU/100g
チーズサンドイッチ（焼く）	4333KU/100g
脂肪性食品	
アーモンド（ロースト）	1995KU/30g
アボカド	473KU/30g
バター	1324KU/5g
カシューナッツ（ロースト）	2942KU/30g
マーガリン（植物油）	876KU/5g
マヨネーズ	470KU/5g
マヨネーズ（低脂肪）	110KU/5g
サラダドレッシングフレンチ（ライト）	0KU/15ml
サラダドレッシングイタリアン（ライト）	0KU/15ml
クリームチーズ	3265KU/30g
オリーブ	501KU/30g
ピーナッツバター	2255KU/30g
飲料	
ココア（砂糖なし）	511KU/250ml
リンゴジュース	5KU/250ml
オレンジジュース（ビン詰め）	14KU/250ml
野菜ジュース	5KU/250ml
コーヒー（1時間作り置き）	34KU/250ml
コーヒー（インスタント）	12KU/250ml
コーヒー（ドリップ式）	4KU/250ml
コーラ	16KU/250ml
紅茶	5KU/250ml

AGEがコラーゲン線維を老化させる

肌のたるみやシワも AGEが原因

老化のしくみ

コラーゲン（タンパク質）

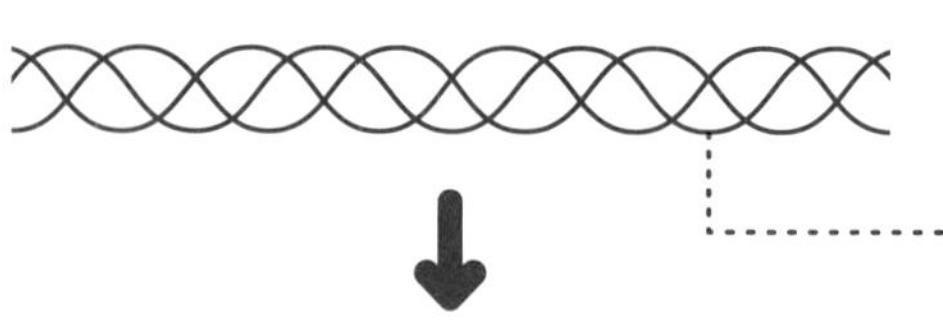

コラーゲン線維
3本がからみ合う。
強さと弾力が
保たれる。

○余ったブドウ糖

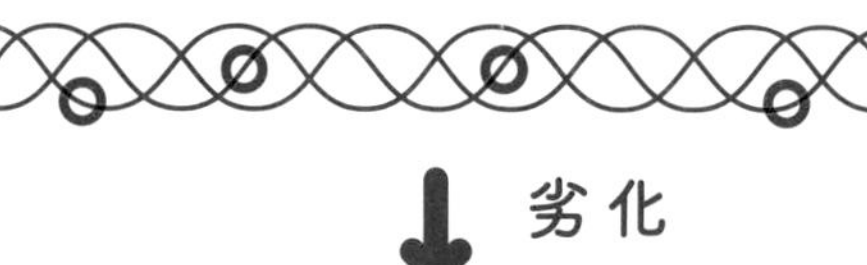

↓ 劣化

■AGE

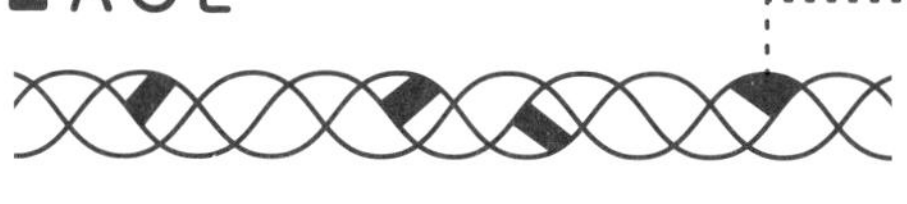

2本の
コラーゲン線維の
間にできる。

シワやシミの原因に！

AGEの害を受けやすいタンパク質のひとつがコラーゲン線維です。コラーゲン線維は、体内の全タンパク質のおよそ30%を占めます。なかでも、肌の70%はコラーゲン線維が占めています。AGEは肌にもダメージを与えているのです。

肌は表面から「表皮（ひょうひ）」「真皮（しんぴ）」「皮下組織（ひかそしき）」の三層構造になっています。真皮は肌に弾力を与えます。**AGEは真皮のコラーゲン線維とエラスチン線維※がつくっている立体構造**

AGEがコラーゲン線維にダメージを与える

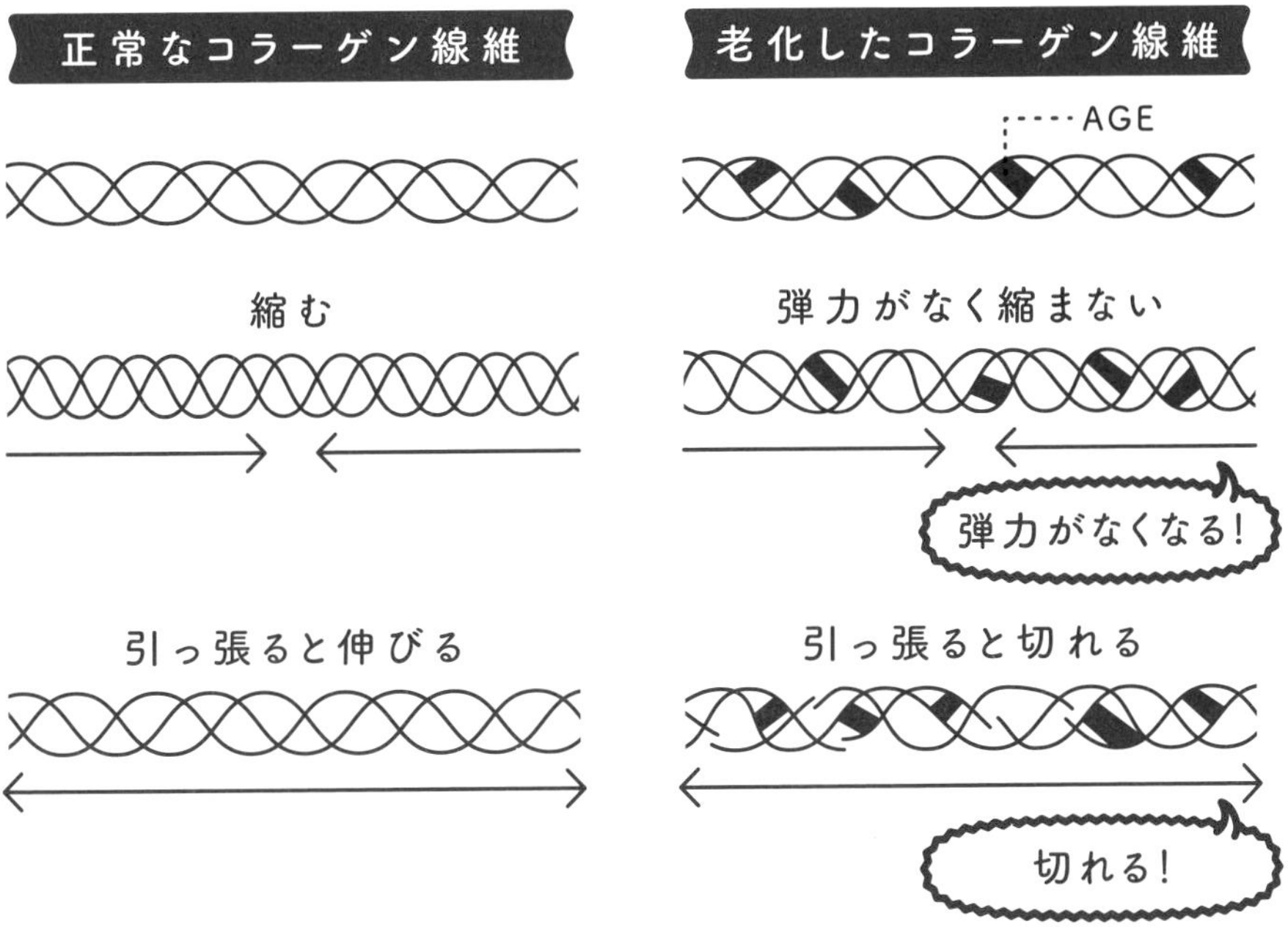

に、**直接的なダメージ**を与えます。これを科学的に明らかにしたのは、2007年に発表された世界的な化粧品メーカーの研究です。

この研究では、乳がんの患者さんから提供された肌を培養し、糖質を加えてAGEをつくったとき、肌の細胞にどんな変化が起こるかを調べました。結果は次の通りです。

・糖化させた表皮は厚くなる。

・糖化させた細胞では真皮の奥にAGEが溜まる。

・コラーゲン線維を分解する酵素の生産が2倍近く増加し、コラーゲン線維の分解が進み、真皮が薄くなり、コラーゲン線維とエラスチン線維による弾力と張力が低下する。

老化した肌は表皮がかさかさになり、真皮が薄くなってたるみやシワが増えます。AGEはその両者に関与しているのです。

※エラスチン線維は、コラーゲン線維を結びつける働きをする。皮膚に弾力を与え、ハリを保つ。

がん、動脈硬化、認知症。生活習慣病の根本原因はAGE

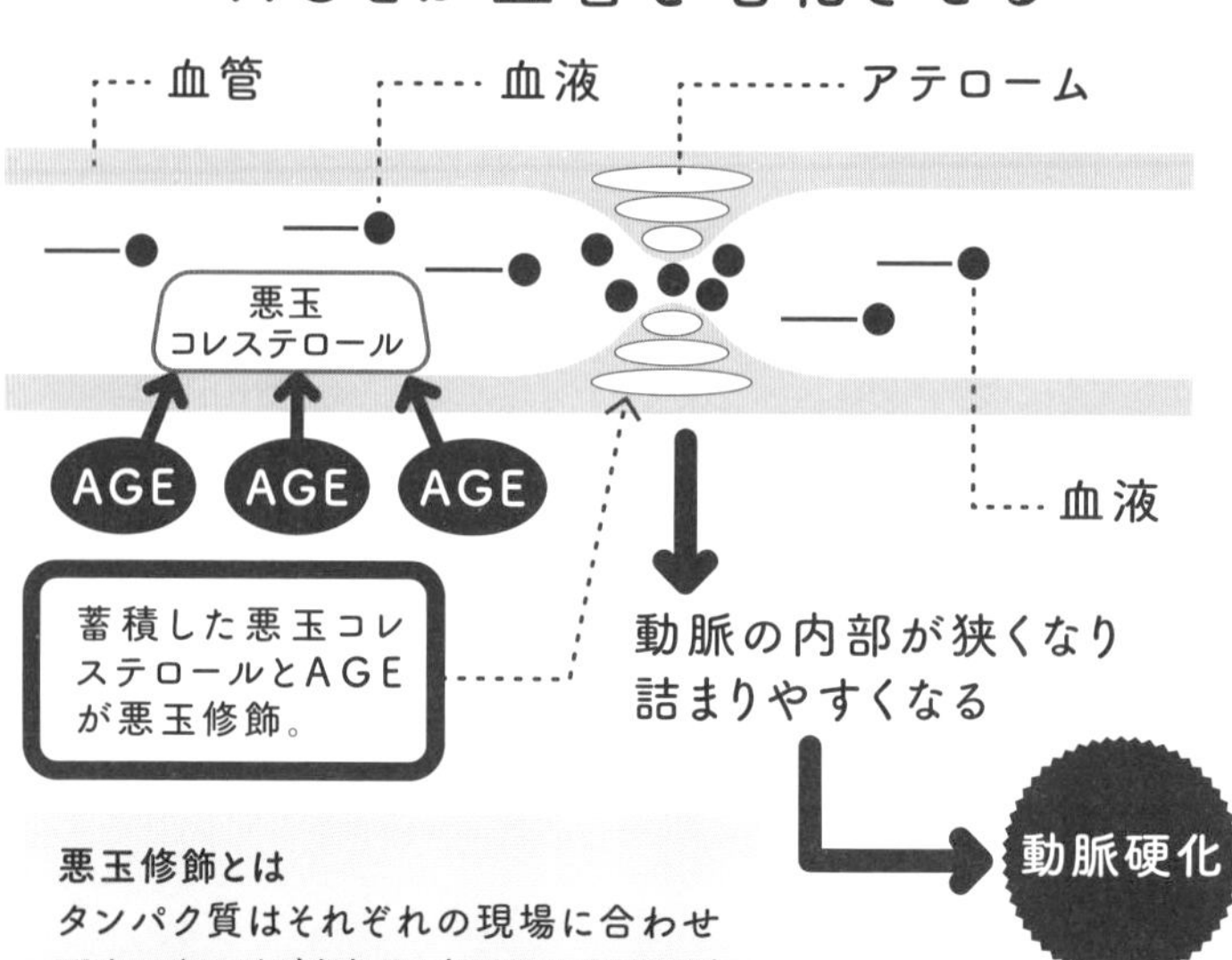

悪玉修飾とは
タンパク質はそれぞれの現場に合わせてカスタマイズされる。よいカスタマイズと悪いカスタマイズがある。悪いカスタマイズを「悪玉修飾」という。

「AGEが血管を老化させる」

血管もタンパク質（コラーゲン線維）でできています。**血管は人体を健康に保つうえで欠かせず、血管が老いると体も老います。その背後にAGEの存在**があります。

血管は全身に60兆個ある細胞のひとつひとつに必要な酸素と栄養素を送り届けています。血管が詰まって血液の流れが止まると、細胞はたちまち死んでしまいます。血管の老化現象で恐れられるのは、動脈硬化です。

動脈硬化の多くは、「アテローム（粥状）硬化」

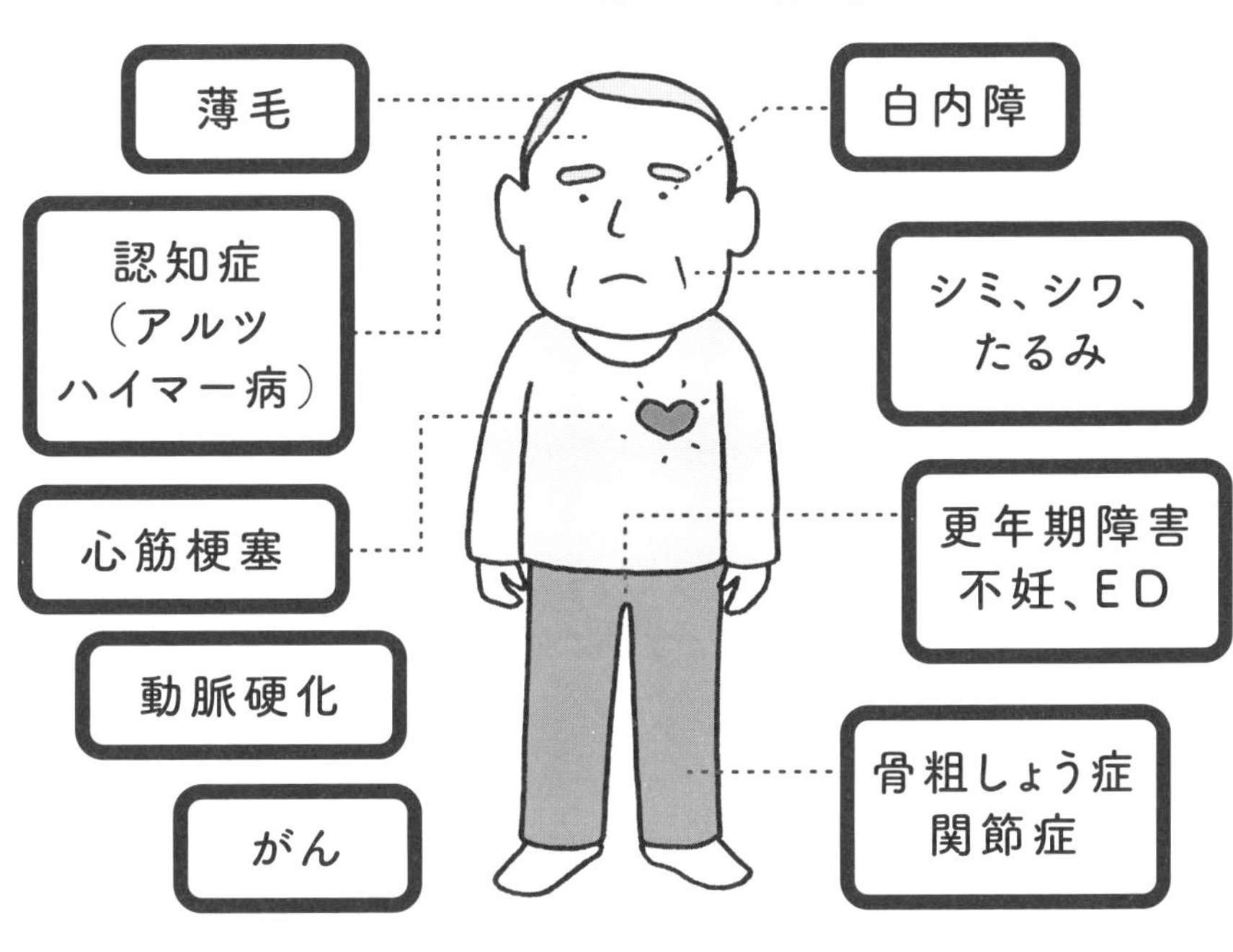

と呼ばれるタイプで、厚くなった動脈の内部にアテロームという塊が生じるのが特徴です。AGEは血液中に増えすぎた悪玉コレステロールの血管への蓄積に関与し、アテロームをつくったり、動脈の内側を厚くしたりする原因になっています。

また、AGEは血管に対して直接的な悪影響も与えています。血管の内側にある血管内皮細胞には、AGEをキャッチする受容体があります。この受容体にAGEが結合することで、動脈硬化を進め炎症反応が起こるのです。動脈硬化が進行し、血栓が生じると、血管が詰まります。脳の血管が詰まると「脳梗塞」、心臓の「冠動脈」という血管が詰まると「心筋梗塞」を引き起こします。

AGEはそれ以外にも、上記のように体のあらゆるところに悪影響を与えます。

糖質の種類

単糖類（糖質のもっとも小さい単位）

ブドウ糖	体内でエネルギーとして使われる。主食は最終的にこの形になる
果糖	もっとも甘く、水に溶けやすい。果実などに含まれる
ガラクトース	ブドウ糖と似た糖質。乳製品やガムなどに含まれる

二糖類（単糖類が2つついたもの）

ショ糖	ブドウ糖＋果糖。砂糖の主成分
乳糖	ブドウ糖＋ガラクトース。牛乳、乳製品に含まれる
麦芽糖	ブドウ糖＋ブドウ糖。アメやアイスクリームなどに使われる

多糖類（単糖類がたくさんついたもの）

でんぷん	ブドウ糖が多数集合。稲やとうもろこし、根菜に含まれる
セルロース	ブドウ糖が多数集合。食物繊維に含まれ、水に溶けにくい
グリコーゲン	ブドウ糖が多数集合。体内で合成。エネルギー源として貯蔵される

若返りたければ、糖質を制限しなさい

まずは砂糖やブドウ糖をやめる

AGEはタンパク質と糖質の異常な組み合わせから生じます。しかし、タンパク質は減らすわけにはいきません。人体のほとんどはタンパク質でできています。しかも、一部のアミノ酸は体内ではつくり出せないのです。**減らすべきは糖質です。そもそも現代人は糖質の摂りすぎです。**

糖質は一般的には炭水化物と呼ばれますが、正しくは、「糖質＋食物繊維＝炭水化物」です。AGEの害を防ぐには第一に糖質を意識し

炭水化物は食べなくてもだいじょうぶ

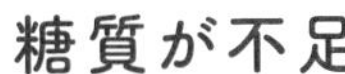

糖質が不足

血中のブドウ糖が不足

肝臓や筋肉の細胞内のグリコーゲンをブドウ糖に戻し、血中に放出

グリコーゲンもなくなると、脂肪細胞中の中性脂肪をエネルギーに（一部はブドウ糖に）

ます。糖質にはいろいろありますが、**減らすべきはブドウ糖や砂糖などの甘い単純糖質**です。これらは血糖値を急激に上げ、AGEをつくり出すからです。

果糖はバナナやりんごなどにたくさん含まれます。食べ過ぎはAGEの元になります。糖質の次にごはんやパン、麺類などの炭水化物を減らしましょう。32～35ページに食品別に含まれる糖質量を一覧にしました。

炭水化物や糖質を摂らないで大丈夫なのかと心配する人がいます。糖質が体を動かすエネルギー源になるからです。

しかし、人間には上記のように体内の糖質が不足したときのためのシステムが備わっています。**糖質を摂らなくても体内でエネルギーをつくり出せる**のです。食事が摂れなくなっても水さえ飲めればある程度生きられます。

食品	量	糖質量
主食		
ごはん		
白米ごはん	1膳	55.2g
玄米ごはん	1膳	51.3g
にぎり寿司	1貫	7.3g
おにぎり	めし75g	27.6g
リゾット(チーズ)	米50g	43.9g
オムライス	めし135g	59.2g
チャーハン	めし180g	68.1g
親子丼	めし200g	82.5g
牛丼	めし200g	84.5g
かつ丼	めし200g	86.6g
天丼	めし200g	91.1g
ビーフカレー	めし180g	87.9g
麺		
ざるそば	ゆでそば180g	50.5g
天ぷらそば	ゆでそば180g	60.8g
ざるうどん(ごまだれ)	ゆでうどん200g	53.6g
天ぷらうどん	ゆでうどん200g	59.2g
冷やしそうめん	手延ゆで225g	64.7g
ソース焼きそば	蒸し中華麺150g	62.8g
とんこつラーメン	生中華麺110g	66.1g
冷やし中華	生中華麺110g	79.4g
ミートソーススパゲッティ	ゆでスパゲッティ200g	68.3g
パン		
食パン(8枚切)	45g	20.0g
食パン(6枚切)	60g	26.6g
クロワッサン	30g	12.7g
ナン	75g	34.2g
その他の主食		
春雨	30g	25.6g
フルーツグラノーラ	40g	27.7g
プレーンコーンフレーク	40g	32.4g
ビーフン	50g	39.5g
クリスピーミックスピザ	クリスピークラフト63g	34.4g
主菜		
魚		
あじの干物焼き	干物50g	0.1g
ししゃも焼き	からふとししゃも60g	0.3g
塩鮭焼き	塩鮭80g	0.1g
うなぎのかば焼き	かば焼き70g	2.2g
ぶりの照り焼き	ぶり80g	6.3g
白身魚のフライ	白身魚70g	8.6g
その他魚介・加工品		
ゆでえび(サラダ用)	60g	0.0g

食品	量	糖質量
ずわいがに（ゆで）	40g	0.0g
あさり	40g	0.2g
かき	120g	5.6g
いくら	10g	0.0g
ツナフレーク（油漬缶）	20g	0.0g
はんぺん	30g	3.4g
刺身		
まぐろ赤身	40g	0.6g
いか	30g	0.6g
はまち	40g	0.7g
しめさば	40g	1.3g
ほたて貝柱	36g	1.9g
牛肉		
ビーフステーキ（ロース）	国産かたロース100g	1.9g
ビーフステーキ（ヒレ）	国産ヒレ100g	2.2g
ローストビーフ	国産もも70g	2.2g
ビーフハンバーグ	牛ひき肉100g	9.7g
豚肉		
豚肉の生姜焼き	豚かたロース80g	6.3g
ピーマンの肉詰め焼き	合いびき肉40g	13.7g
焼き餃子	豚ひき肉50g	17.2g
豚しゃぶサラダ	豚ロース75g	4.1g
ポークシューマイ	豚ひき肉60g	17.1g
ロールキャベツ	合いびき肉50g	14.5g
トンカツ	豚ロース100g	10.0g
酢豚	豚かた80g	25.5g
鶏肉		
鶏肉の照り焼き	若鶏もも80g	4.2g
蒸し鶏	若鶏ささみ80g	6.4g
バンバンジー	若鶏むね80g	7.3g
クリームシチュー	若鶏もも80g	25.0g
鶏肉のから揚げ	若鶏もも80g	4.7g
その他の肉・加工品		
ラムステーキ	ラムロース80g	2.3g
馬刺し	馬肉60g	2.5g
ウインナーのソテー	ソーセージ50g	3.5g
たまご		
鶏卵（ゆで）	50g	0.2g
プレーンオムレツ	鶏卵100g	1.1g
ベーコンエッグ	鶏卵50g	0.2g
厚焼き玉子	鶏卵50g	3.2g
大豆製品		
木綿豆腐	150g	1.8g
絹ごし豆腐	150g	2.5g
油揚げ	15g	0.0g

食品	量	糖質量
納豆	50g	2.7g
無調整豆乳	200g	5.8g
調整豆乳	200g	9.0g
マーボー豆腐	木綿豆腐120g	6.3g
副菜		
サラダ		
コールスローサラダ	きゃべつ60g	4.4g
マカロニサラダ	マカロニ・ゆで20g	8.0g
ポテトサラダ	じゃがいも50g	10.1g
シーフードサラダ	いか・えび・たこ各20g	1.4g
緑黄色野菜		
ほうれん草のおひたし	ほうれんそう60g	0.6g
オクラのおかかあえ	オクラ35g	0.8g
ブロッコリーのマヨネーズあえ	ブロッコリー60g	0.8g
サニーレタス	25g	0.3g
さやいんげん	48g	1.2g
ニンジン	48g	3.2g
ミニトマト	58g	3.4g
トマト	145g	5.3g
パプリカ	126g	7.1g
かぼちゃ	80g	13.7g
淡色野菜		
セロリの炒め物	セロリ40g	2.0g
きゃべつ炒め	きゃべつ100g	4.8g
きゅうりとわかめの酢の物	きゅうり50g	3.5g
もやし炒め	もやし100g	1.6g
焼きなす	なす80g	2.9g
大根の煮物	大根80g	5.4g
ごぼうと牛肉の煮物	ごぼう50g	8.4g
とうもろこし（ゆで）	125g	17.2g
いも類		
こんにゃくの炒煮	板こんにゃく80g	2.7g
ジャーマンポテト	じゃがいも60g	11.2g
焼きいも	さつまいも80g	21.4g
海藻・きのこ		
生わかめ	10g	0.2g
焼のり	2g	0.2g
味つけもずく	80g	4.4g
ひじきの煮物	ひじき・乾燥7g	5.3g
きのこのソテー	しめじ80g	1.2g
味噌汁・スープ		
豆腐となめこの味噌汁	木綿豆腐30g	3.1g
茶わん蒸し	鶏卵30g	5.2g
かき玉スープ	鶏卵25g	2.3g
ミネストローネ	トマト水煮缶50g	12.3g

食品	量	糖質量
その他の食品		
乳・乳製品		
牛乳	乳脂肪3.8%200ml	9.6g
低脂肪牛乳	乳脂肪1.0%200ml	11.0g
プレーンヨーグルト	100g	4.9g
加糖ヨーグルト	100g	11.9g
カマンベールチーズ	22g	0.2g
クリームチーズ	18g	0.4g
果物		
いちご	50g	3.6g
メロン	50g	4.9g
グレープフルーツ	50g	4.5g
キウイフルーツ	50g	5.5g
りんご	50g	7.1g
温州みかん	70g	7.8g
スイカ	100g	9.2g
バナナ	50g	10.7g
和菓子・洋菓子		
桜餅（関東風）	67g	34.6g
カステラ	40g	25.1g
串団子（粒あん）	70g	31.1g
どら焼き	73g	40.6g
おはぎ・こしあん	100g	42.2g
豆大福	85g	42.8g
たいやき	126g	58.7g
白玉ぜんざい	ぜんざい180ml	59.0g
カスタードプリン	80g	11.8g
シュークリーム	100g	25.3g
ショートケーキ	95g	35.5g
アップルパイ	110g	34.6g
アルコール飲料		
ウイスキー（水割り）	ウイスキー30ml	0.0g
ウーロンハイ	350ml	0.0g
焼酎（ロック）	50ml	0.0g
ブランデー	30ml	0.0g
赤ワイン	100ml	1.5g
白ワイン	100ml	2.0g
日本酒（コップ）	100ml	4.9g
ビール	350ml	10.9g
発泡酒	350ml	12.6g

若返りのためにやりたいこと

AGEを撃退する習慣

1 お茶でカテキンを摂る

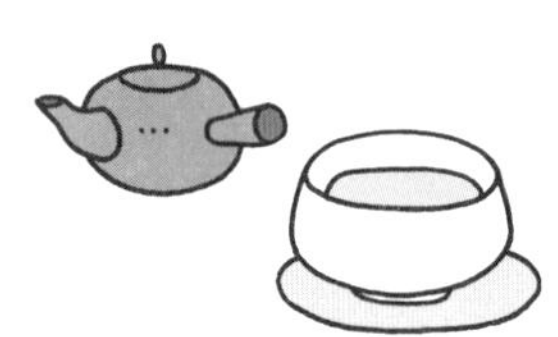

2 ビタミンB群を摂る

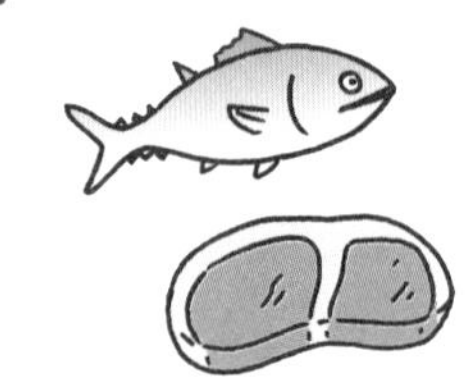

3 筋トレをする

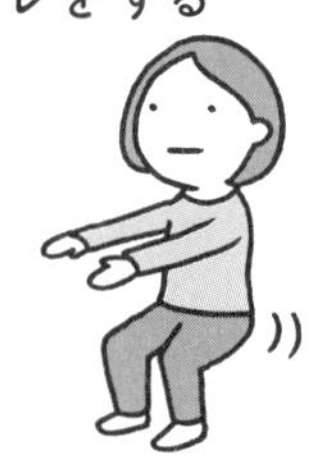

4 ウォーキングをする

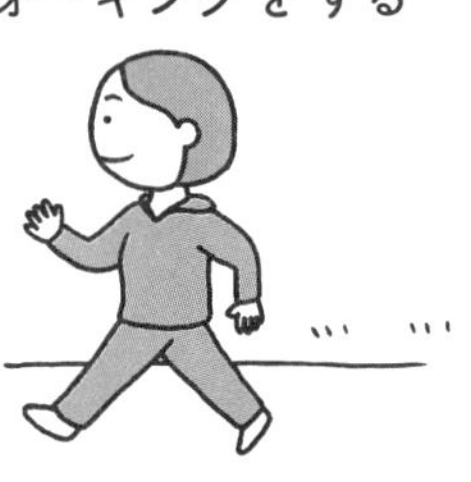

若返りにやって「いいこと」「悪いこと」

積極的にカテキンやビタミンB群を摂ろう

AGEをまったく摂らないようにすることは不可能です。しかし、**生活習慣を変えることで、AGEの害を減らし、できるだけ若々しさを保つことはできます。**

AGEを減らすために特にやったほうがいいのは、次の4つです。

①カテキンを摂る

お茶に含まれるポリフェノールの一種「カテキン」には、AGEを防ぐ効果が確認されています。

若返りのためにやってはいけないこと

AGEを溜める習慣

1 糖質の摂りすぎ

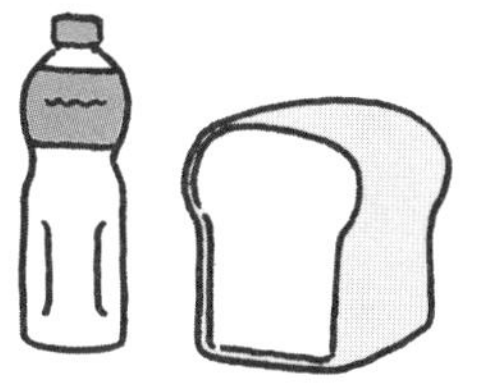

2 AGEの多い食品を摂る

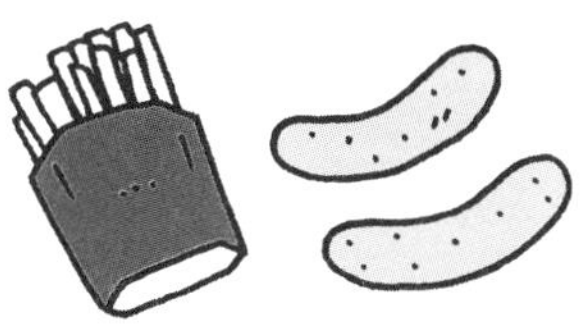

3 紫外線を浴びる

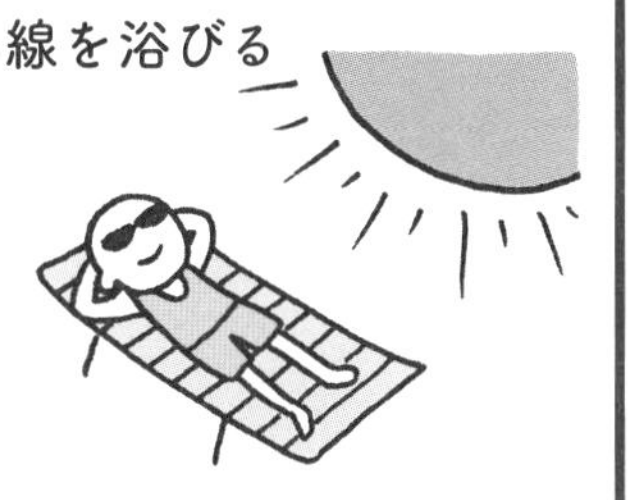

4 喫煙

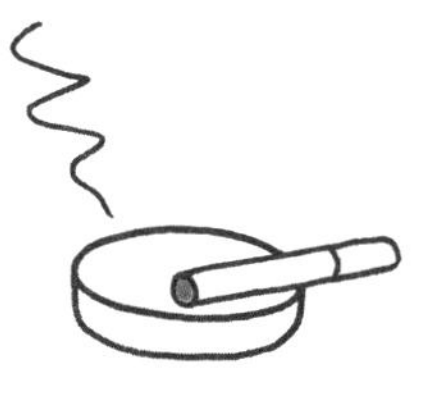

②ビタミンB群を摂る

ビタミンB1は体内で糖化を抑制したり、AGEによる体への害を防ぐ働きがあるとされます。ビタミンB6もAGE値を低下させることが明らかになっています。

③筋トレをする

高血糖はAGE蓄積の元です。筋トレで筋肉が増えると筋肉に多くのグリコーゲンを溜められます。すると、インスリンが血糖値を下げる効果が高まります。

④ウォーキングをする

食後すぐにウォーキングをすると、高血糖を防ぐことができます。

逆にやってはいけないことは、糖質の摂りすぎやAGEの多い食べ物を食べること。また紫外線や喫煙もAGEを増やしますので、注意が必要です。

第1章 まとめ

- □ 酸化と糖化が老化の原因である。
- □ できるだけ生に近い調理法でつくったものを食べる。
- □ 炭水化物、糖分は控える。
- □ 野菜をたくさん食べる。
- □ 緑茶のカテキンを摂る。
- □ 紫外線は徹底的に避ける。
- □ タバコは吸わない。副流煙を避ける。

第 2 章

症状別
若返り対策
（からだ編）

疲れやすい

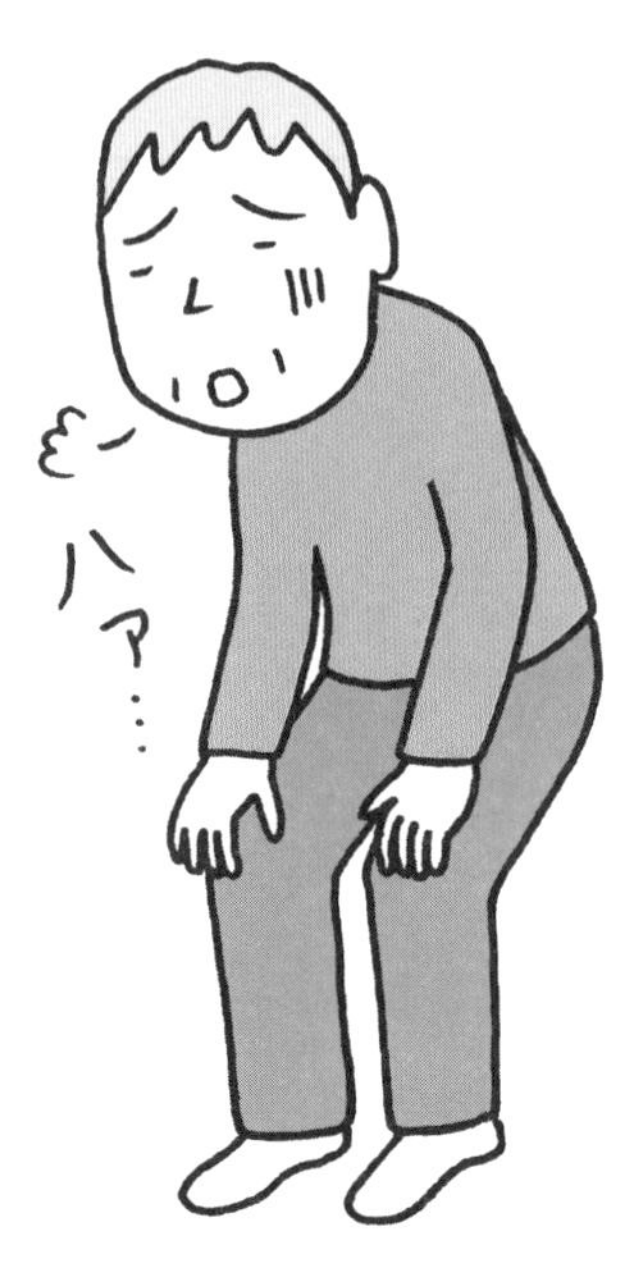

寝ても疲れが取れない

からだがなんとなくだるい

すぐに疲れる

うなぎやマグロでパワーアップ

「カルノシン」という注目の健康成分があります。

うなぎや鶏のささみ、マグロやカツオのような回遊魚に含まれる成分です。

カルノシンは、強い抗酸化作用をもつことで注目されており、AGEを強力に抑える効果があることも明らかになっています。

カルノシンを含む食品を積極的に摂ることで、老化の原因物質である活性酸素を体内から取り除き、若々しい肉体をつくり、維持で

マグロやカツオには元気の素がいっぱい

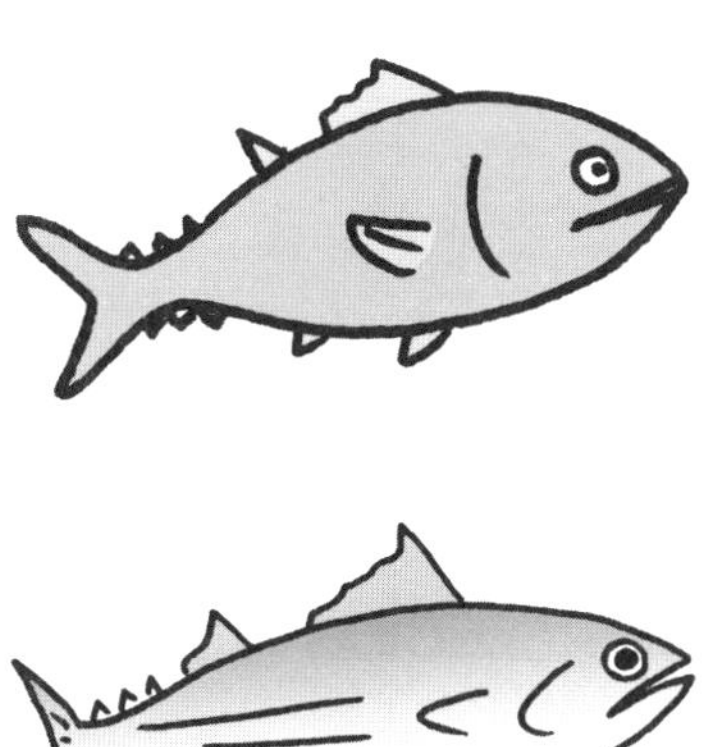

疲労回復の食生活 4つのポイント

1. マグロやカツオ、うなぎ、鶏肉には健康成分カルノシンがいっぱい!
2. きのこには疲労回復効果がある
3. 疲労回復効果が高い、クエン酸アミノ酸が含まれている酢を取り入れる
4. 清涼飲料水は摂りすぎない

きると期待されています。

毎日の生活の中で、疲れが溜まっていると感じたときに食べて、抗酸化力をアップし、疲労回復をしましょう。

きのこ類は糖質や脂質の代謝を促し、疲労回復に効果てきめんです。また、酢に含まれるクエン酸やアミノ酸は疲労回復のために欠かせない物質です。

疲れたときに甘い物は逆効果

「疲れたときに甘いものを摂ると回復する」と思っている人がいるかもしれませんが、実は逆効果です。**糖質摂取で急激に上げた血糖値は、急激に下がるため、イライラや吐き気、眠気などさまざまな不調を呼んでしまいます。**

一般的な血糖値とインスリンの関係

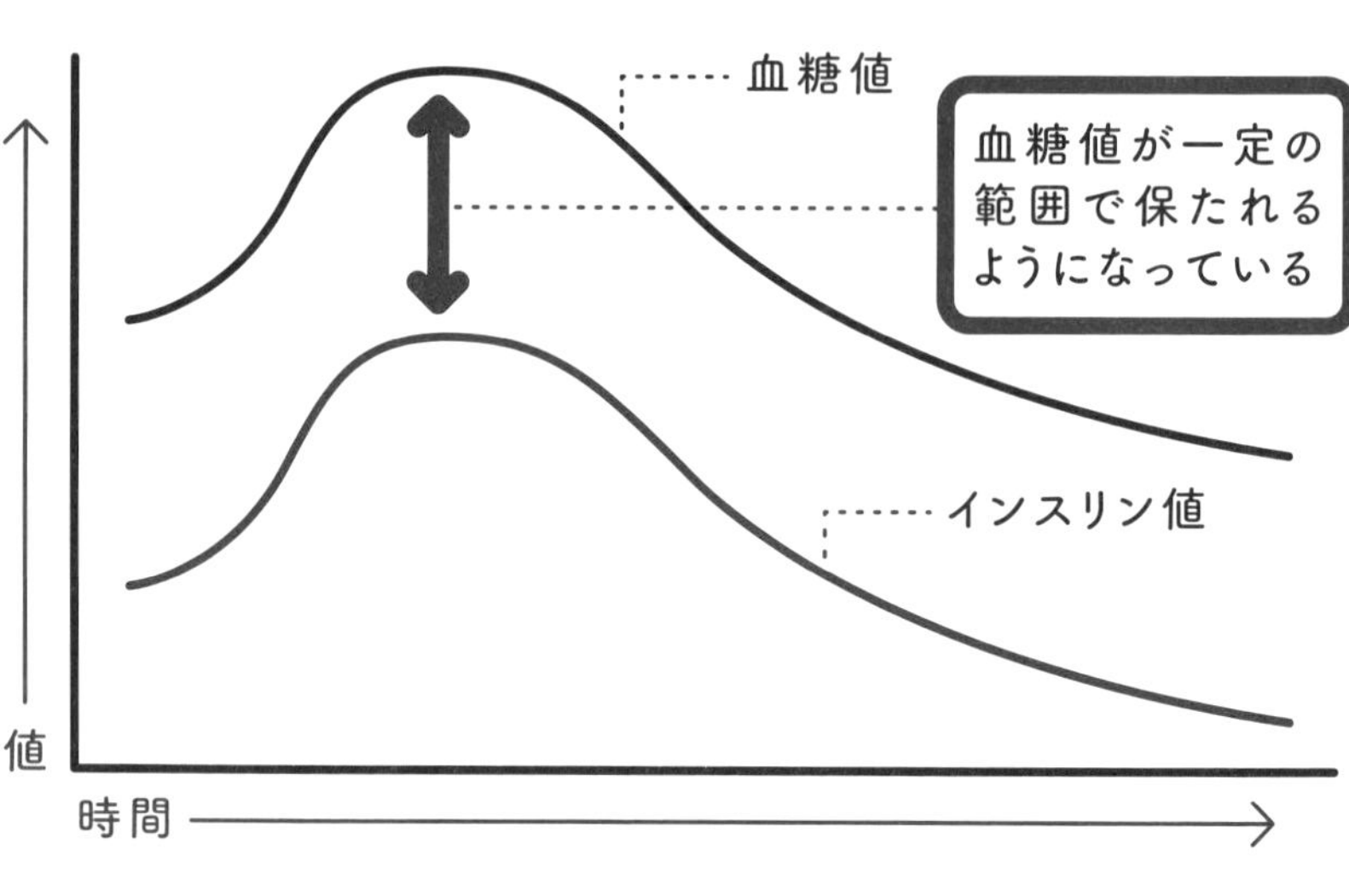

清涼飲料水の摂りすぎが疲労を呼ぶことも

「最近、疲れやすい」「イライラする」と感じている場合、反応性低血糖が原因の可能性があります。一般的に、血糖値が上がると、下げようとしてすい臓からインスリンが出されます。血糖値が高いとインスリンの量も多くなります。

清涼飲料水などでたえず糖質を摂っていると、すい臓が弱り、バランスが崩れることがあります。インスリンの出るタイミングが遅れて、しかも、大量に出てしまうのです。すると血糖値を下げすぎてしまいます。これが、「反応性低血糖」です。

「反応性低血糖」によって、「疲れやすい」「イ

反応性低血糖での血糖値とインスリン値の関係

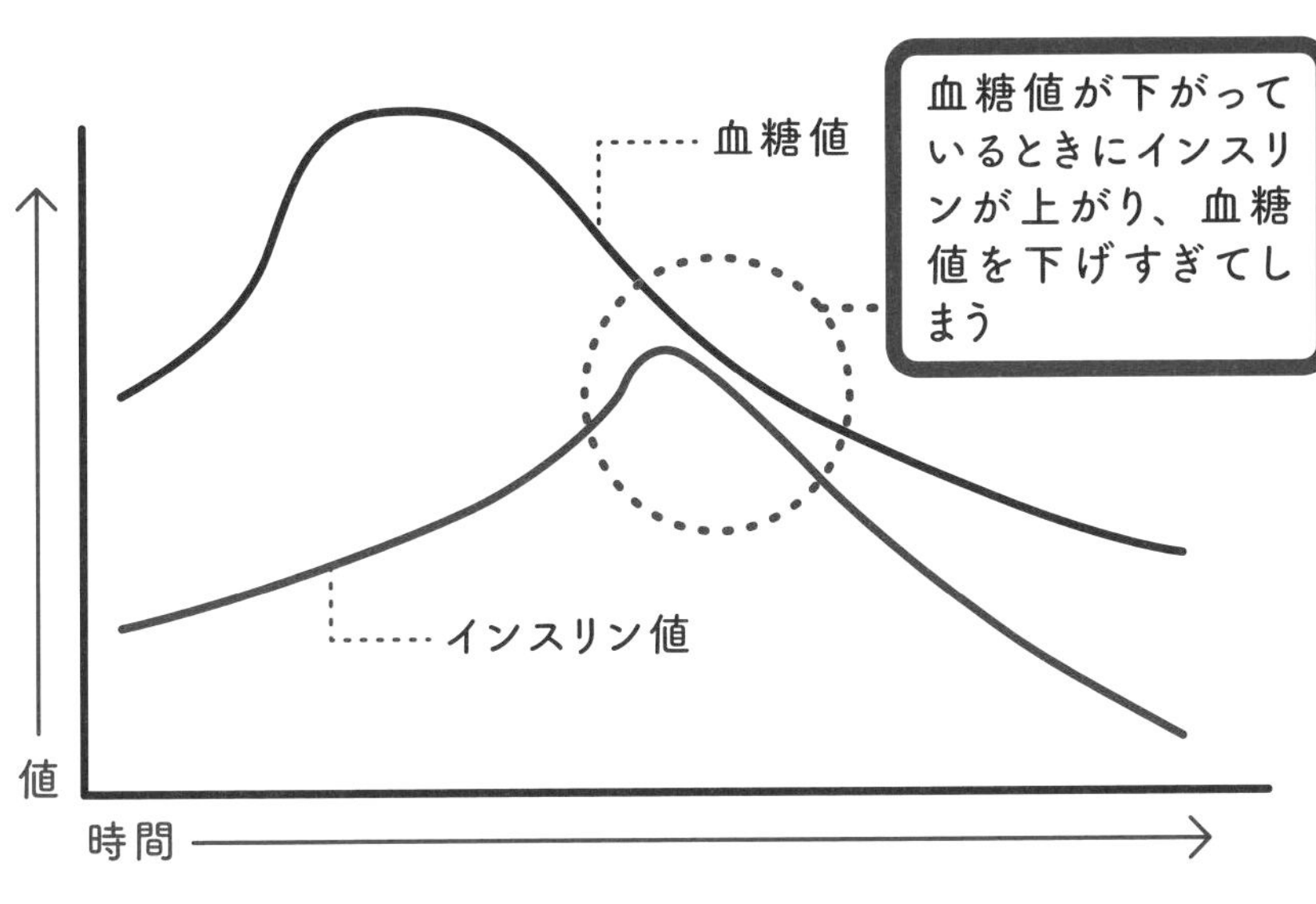

ライラする」のほか、不眠や動悸、集中力の欠如など、さまざまな症状が現れます。「反応性低血糖」は、清涼飲料水などを多く飲む人に見られます。

高血糖ばかりが注目されますが、実はこのように**低血糖もリスクがある**のです。

血糖値が70を切ると、仕事をしていられなくなります。空腹感や不安感、あくびや眠気、目のちらつき、頭痛、吐き気、冷や汗などの症状が出てきます。通常50以下になることはありませんが、糖尿病の方でインスリンや薬を服用している場合、50を切ると、冷や汗やふるえ、動悸、めまいが起こり、脈や呼吸が速くなります。血圧が上昇し、顔面蒼白になったり、紅潮したりします。

はっきりとした原因がわからない体調不良の場合、食生活をまずは見直してみましょう。

やせすぎると健康を害する

やせてきた

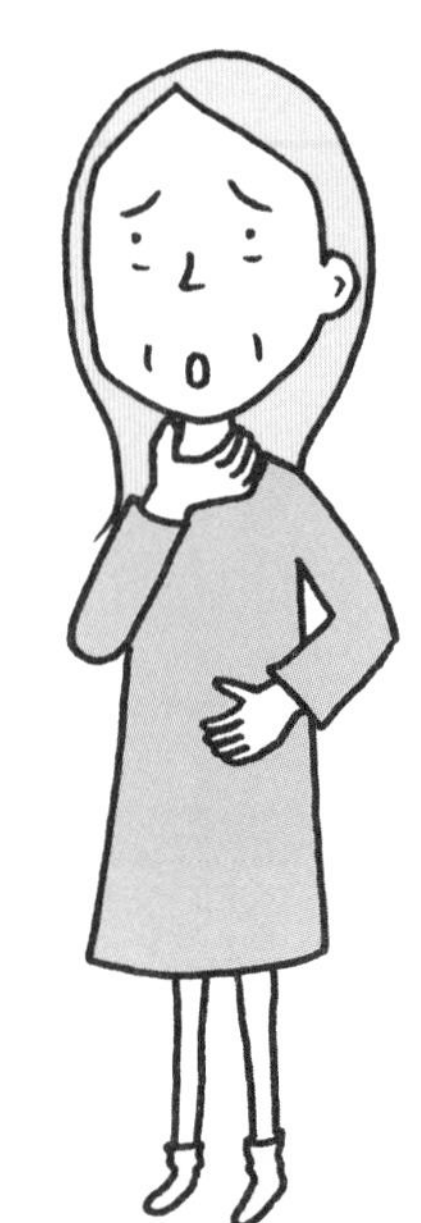

やせてきて貧血気味

やせて生理不順

「やつれているね」と言われた

糖質制限もやりすぎに注意

糖質制限をしている人の中で、やりすぎてやせすぎてしまう人がいます。

やせすぎると、さまざまな弊害が起こります。まず、白血球が減って免疫力が落ちます。また、甲状腺ホルモンの数値が下がり、あちこちに異常がでてしまいます。

気力がなくなる。肌がガサガサになる。血圧の数値が悪くなる。さらには、貧血や生理不順、認知症など健康を害する可能性があります。糖質制限ダイエットをしていて、やせ

糖質制限ダイエットのやりすぎに注意する

BMI値（＝肥満度）

18.5未満
→糖質制限ダイエットをやるべきでない

18.5〜25未満
→糖質制限ダイエット不要

25以上
→糖質制限ダイエット必要

※ただし、持病のある人は医師と相談する

BMI値の計算方法

体重kg÷（身長〔m〕）^{2}
＝BMI

例）45kg　160㎝の人

45kg÷（1.6）^{2}
＝17.58

糖質制限を
行うべきではない！

すぎてしまった場合は、逆に糖質を摂るようにします。糖質を摂らないと太りません（200g以上）。

やせすぎないようにするためには、そもそも自分がやせる必要があるかどうかを調べてみましょう。上記の計算方法でBMIを知ることで、糖質制限をやるべきか、そうでないかを見分けることができます。

BMI値が25以上であれば、肥満体型のため、ダイエットが必要です。ただし、持病のある方は医師と相談の上、ダイエットを開始してください。

ダイエットもしていないのにやせてきている、そもそも食欲がない、などの場合は何らかの病気の可能性があります。

私見ですが、目安として、1か月で2kg以上、体重が減った場合は、病院で受診しましょう。

風邪をひきやすい

すぐに
風邪をひく

風邪を
うつされやすい

風邪をひくと
長引く

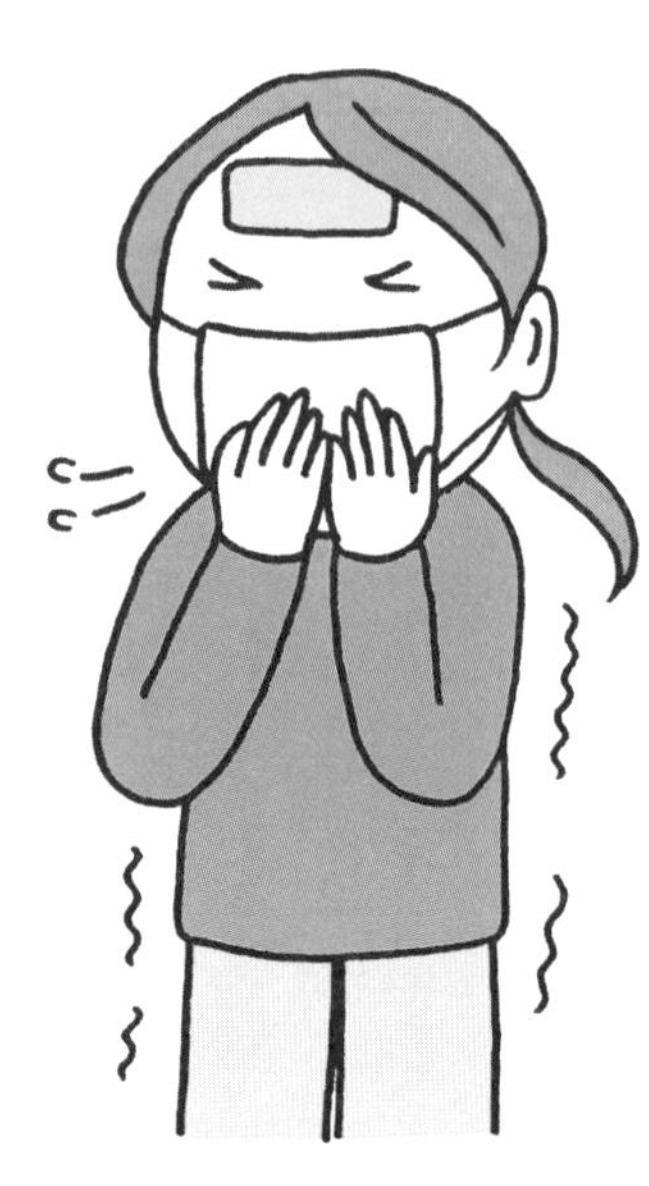

免疫力を高める

風邪のウイルスには、自分がもっている免疫力で打ち勝つものです。豚肉には、免疫力アップの亜鉛がたっぷり入っているほか、全身の糖化を抑制し、老化物質ＡＧＥが発生するのを防ぐビタミンＢ１が豊富です。亜鉛の豊富な豚レバー、牛もも肉もおすすめです。

「風邪をひいたら何も食べない」が正解

豚肉は免疫力を高める

豚肉には老化防止効果のあるビタミンB_1のほか、免疫力アップの亜鉛が豊富！

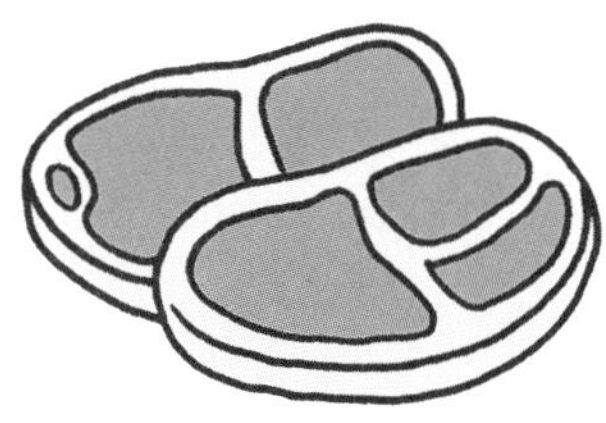

風邪をひいたら……

×

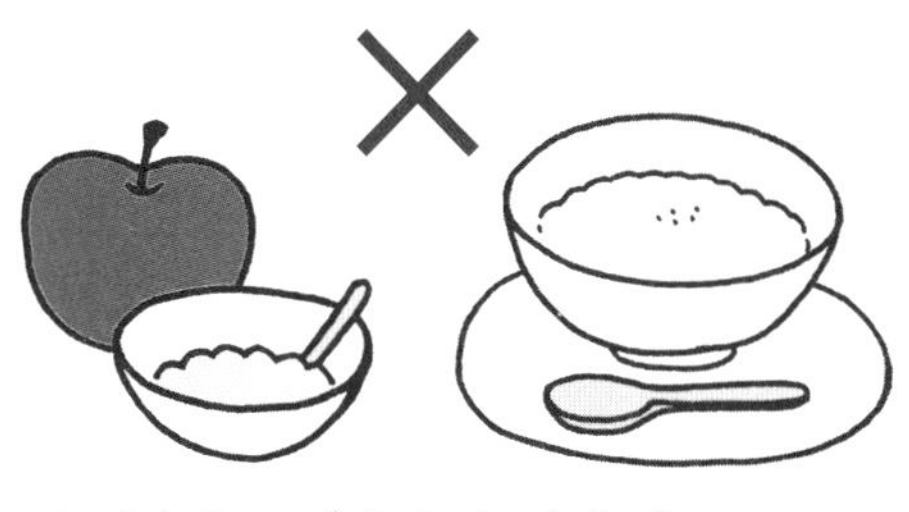

おろしりんごやおかゆを食べる

○

「風邪をひいてつらいときは、おろしりんごやおかゆを食べたほうがいい」といわれてきました。しかし、これはまちがいです。

風邪に打ち勝つには、免疫力を高めることが大切です。

消化には大量のエネルギーが必要です。その量は多くのみなさんが思っている以上です。消化にエネルギーを使うと、抵抗力のためのエネルギーが大きくそがれます。

風邪をひいたら、何も食べないほうがいいのです。人の体は何も食べなくても、水さえ飲んでいれば、1か月くらいは生きられるようにできています。**そもそも、風邪をひくと食欲がなくなります。体が「食べるな」というサインを送っているのです。**それに従い、水分だけ取って、食べるのは控える。食欲が出てきたら、食べるようにします。

動脈硬化が心配

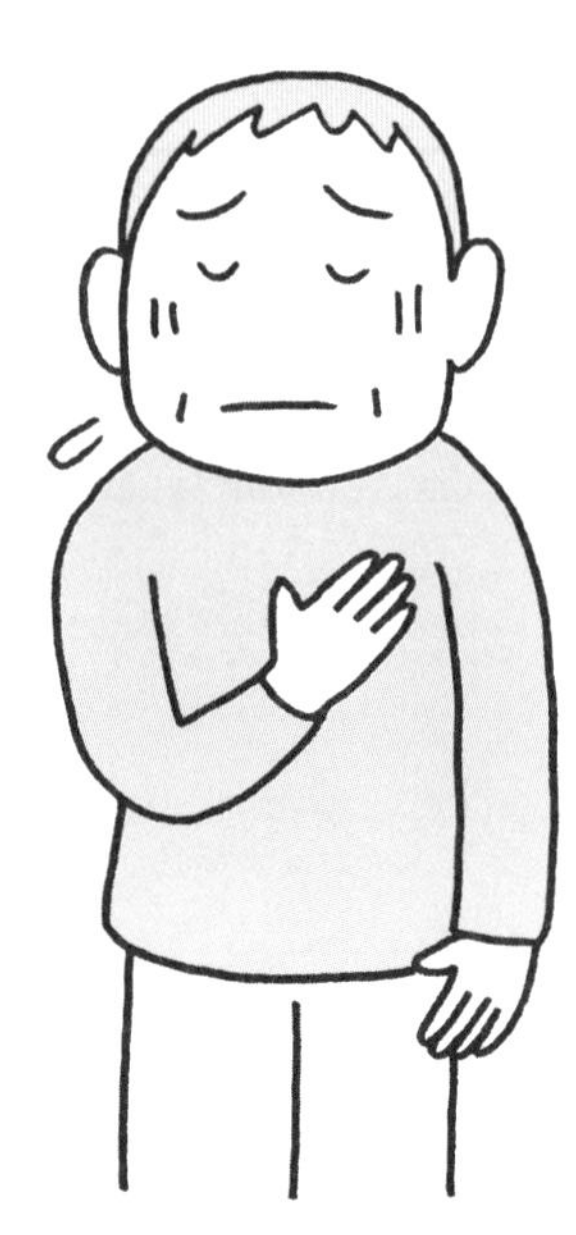
心臓病などの
原因になる
動脈硬化が
怖い
動脈硬化は
「沈黙の病」
といわれる
だけに心配

悪玉コレステロールの酸化が発端

「血管の老化現象」として怖いのが動脈硬化です。血液を心臓から全身に運ぶ動脈が、硬くもろくなった状態です。これによって起こる一連の病気は「動脈硬化症」といいます。

動脈硬化が進行し「アテローム」と呼ばれる塊（しこりのようなもの）が大きく成長したり、それが破裂し、血管内に血の塊（＝血栓）が生じたりすると、血管が詰まって血流が止まります。脳の血管が詰まると脳梗塞に、心臓の冠動脈という血管が詰まると心筋梗塞を引き

ポリフェノールを含む食品で予防する

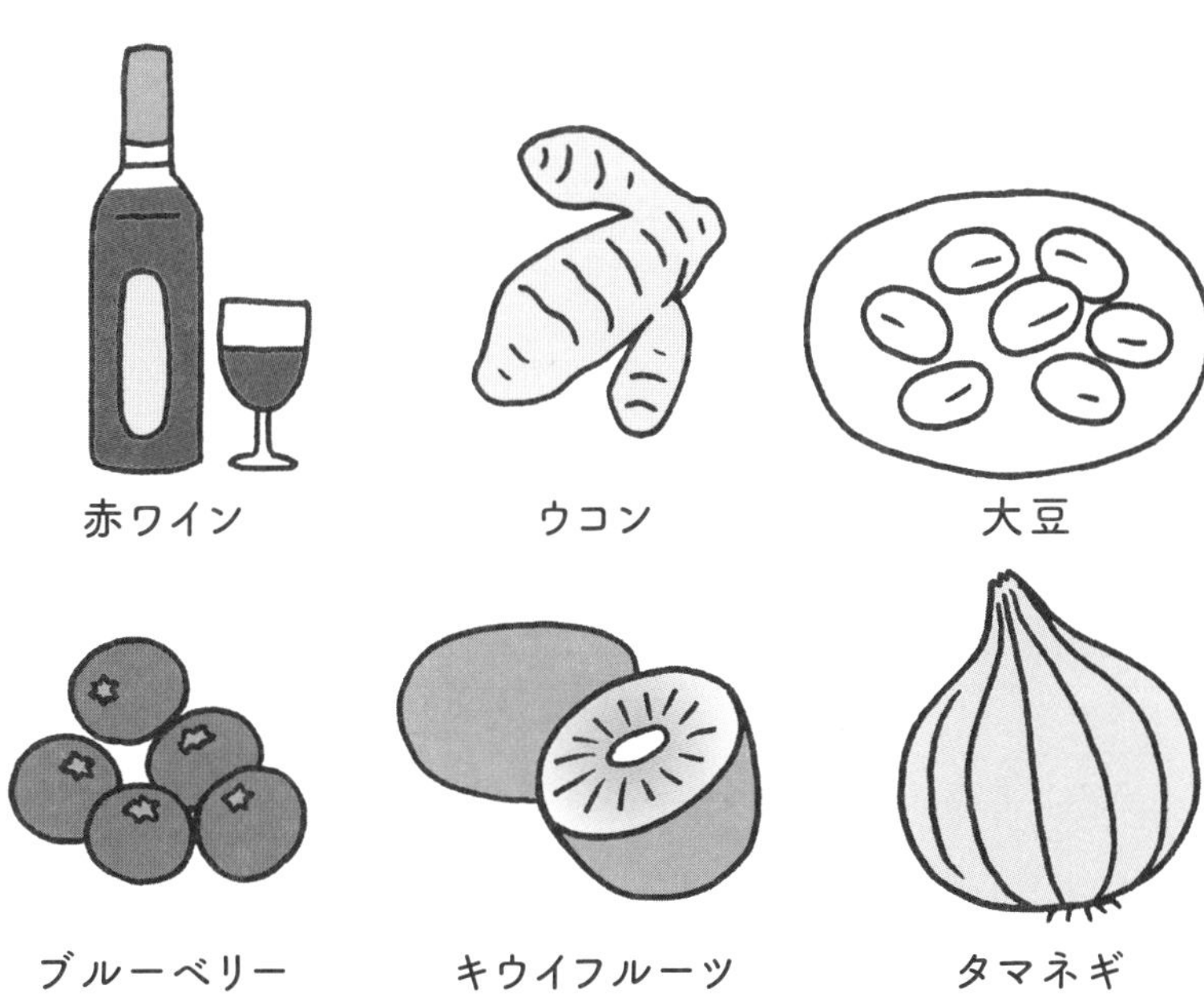
赤ワイン
ウコン
大豆
ブルーベリー
キウイフルーツ
タマネギ

起こします（28ページ参照）。**動脈硬化の発端は悪玉コレステロールの酸化。**コレステロールを増やす飽和脂肪酸を多く含むのは、動物性脂肪（魚油以外）です。

赤ワインのポリフェノールは悪玉コレステロールの酸化を防ぎます。赤ワインをよく飲むフランス人は、動物性脂肪を多く摂っているにもかかわらず、心臓病になりにくいことが明らかになっています。

これが有名なフレンチパラドックスです。

赤ワイン以外、たとえば、ウコンや大豆、ブルーベリーに含まれるポリフェノールも悪玉コレステロールの酸化を防ぎます。

一度にたくさん摂っても持続的な効果は期待できません。**ポリフェノールを含む食品を毎日少しずつ摂るようにする**と、ＡＧＥにも打ち勝つことができます。

骨折しやすくなった

骨密度が低い

ちょっとぶつけただけで骨折する

骨折するとなかなか治らない

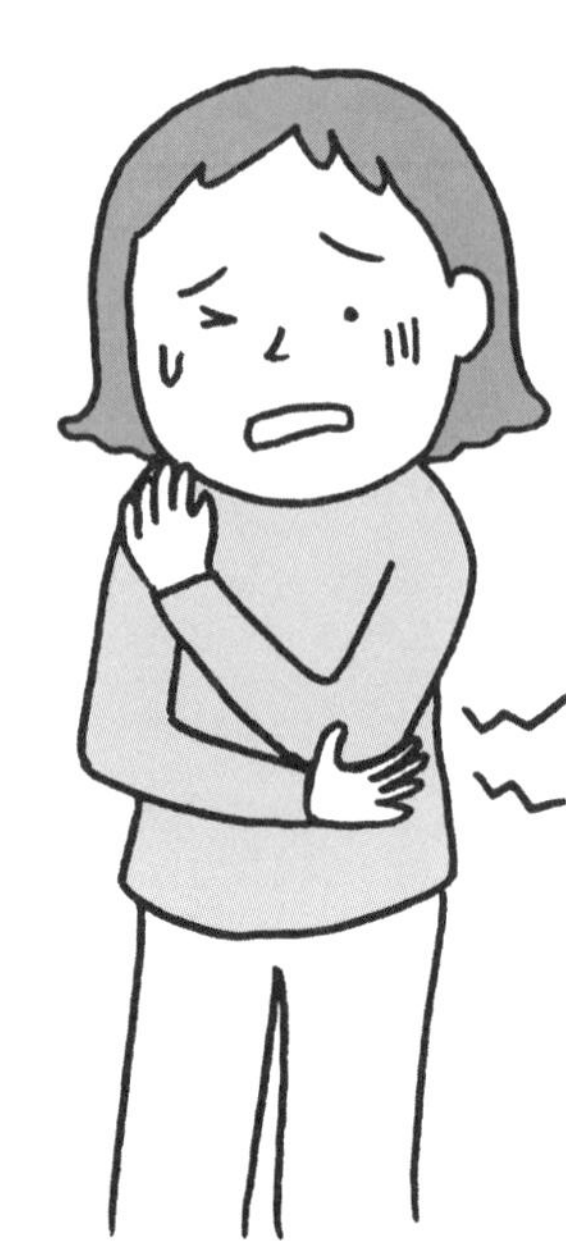

AGEの食品を避け、豆乳や魚水煮缶を食す

骨の土台はコラーゲン線維で、骨の乾燥重量のおよそ半分を占めています。この土台にカルシウムやマグネシウムなどのミネラル成分が結晶したものが骨です。ミネラル成分（＝骨量）が減り、**骨の強度が下がって、骨折を起こしやすくなった状態が骨粗しょう症**です。

骨は新陳代謝をしており、「破骨細胞」が骨を分解し、「骨芽細胞」が骨を合成する「骨代謝」を行っています。女性は高齢になると骨芽細胞の活動を高める女性ホルモンが減少

骨を強くする食事のポイント

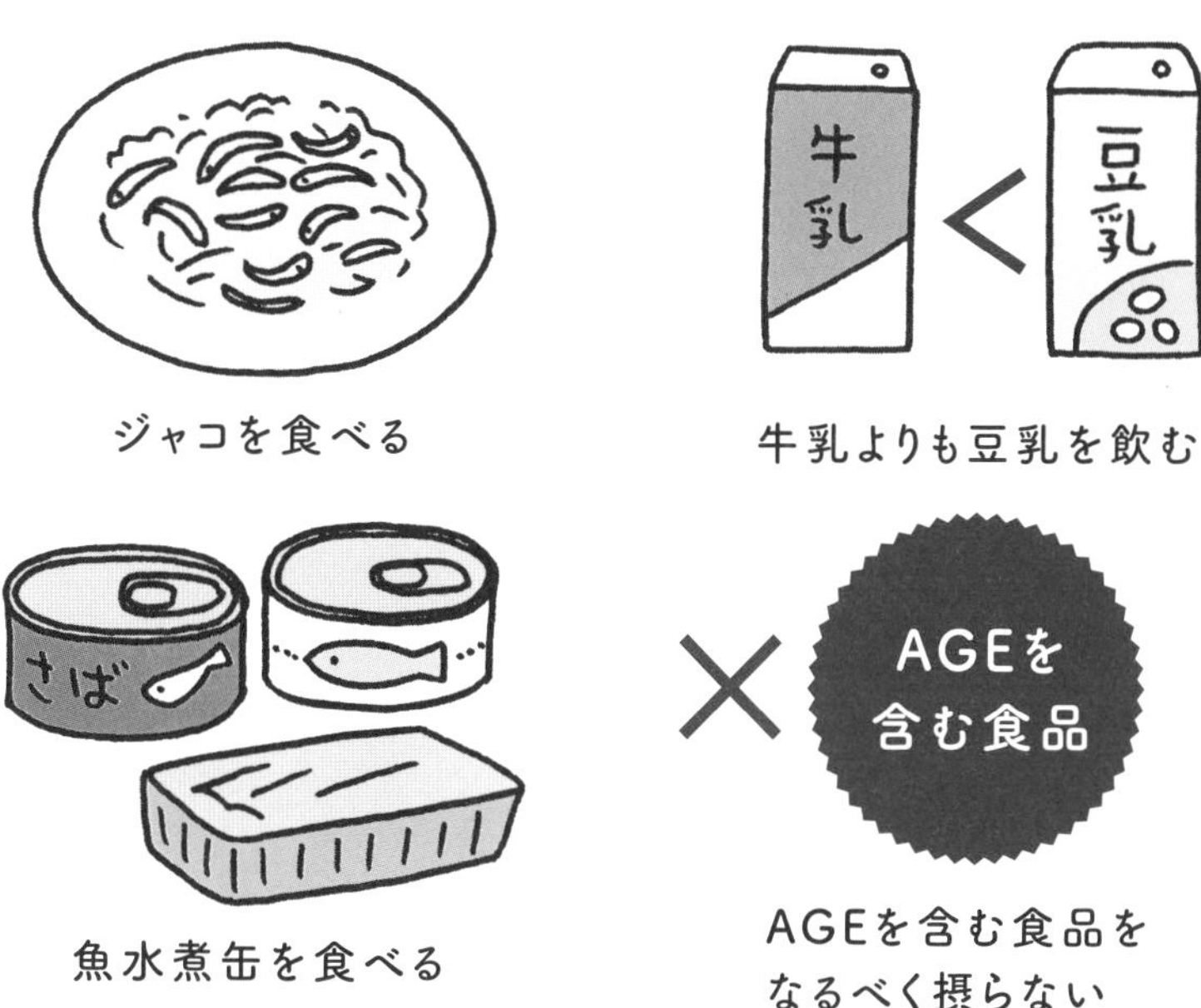

ジャコを食べる

牛乳よりも豆乳を飲む

魚水煮缶を食べる

AGEを含む食品をなるべく摂らない

するため、骨粗しょう症になりやすいのです。コラーゲン線維にＡＧＥができると骨の強度が低下するリスクが高まります。さらに、**ＡＧＥは骨代謝にも悪い影響を与えます。**ＡＧＥが骨芽細胞にあるＡＧＥ受容体にくっつくことで、骨芽細胞による骨の合成スピードを下げ、破骨細胞の働きを促進するためです。

骨を強くするには、ＡＧＥを含む食品を避け、骨によい食品を食べることです。

ジャコは豊富なカルシウムとカルシウムを吸収するために必要なビタミンDが含まれています。大豆イソフラボンは、女性ホルモンの分泌低下による骨粗しょう症の予防に効果があります。牛乳の品質は牛の飼育環境や製造方法によって左右されます。牛乳より豆乳がおすすめ。骨ごと食べられる魚水煮缶は骨粗しょう症予防に役立つカルシウムが摂れます。

変形性関節症が心配

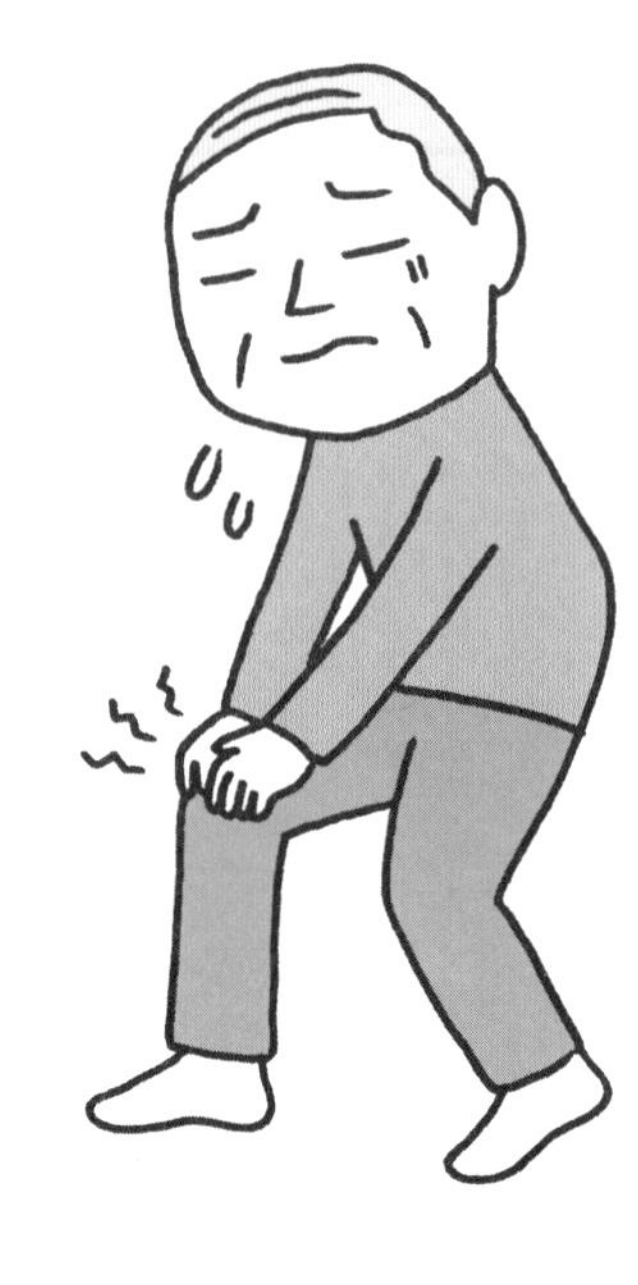

階段の上り下りで膝が痛む

膝が痛くて歩くのがおっくう

膝が腫れている

60歳以上の4人に1人は変形性関節症

膝や股関節などの軟骨や組織が変形して、慢性的な炎症が続き、痛みを伴うのが、変形性関節症です。

60歳以上の4人に1人がかかっています。そのうち、膝軟骨や半月板がすり減るなどの変形を起こす**変形性膝関節症は推定患者数700万人に上る**と考えられています。

関節内の軟骨などは主にコラーゲン線維でできています。コラーゲン線維は寿命が長いのが特徴です。なかでも関節内の軟骨のコ

変形性関節症のポイント

- AGEがリスクを高める。
- 60歳以上の4人に1人がかかる。
- 膝軟骨は生涯入れ替わらないためAGEが溜まる一方。
- コラーゲンのサプリメントは口から食べても効かない。
- AGE対策が有効。

ラーゲンの寿命は長く、117年です。生まれてから死ぬまで一度も入れ替わらないのです。その間に、AGEが溜まり続けていきます。変形性関節症の予防には、AGEを溜め込まないように、できるだけ摂らないことが有効です。

関節や肌に効果があるとしてコラーゲンのサプリメントが売られています。しかしコラーゲンは口から食べても効きません。

食べたコラーゲンはアミノ酸に分解されてから吸収されます。私たちの体のコラーゲンはすべて体内で合成されたものです。大切なのは合成に必要な成分を考えた食生活を送ることですが、タンパク質なので普通の食事で不足することはありません。

歯周病といわれた

歯周病と
いわれた

歯ぐきから
血が出る

糖尿病があると
歯周病に
なりやすいの？

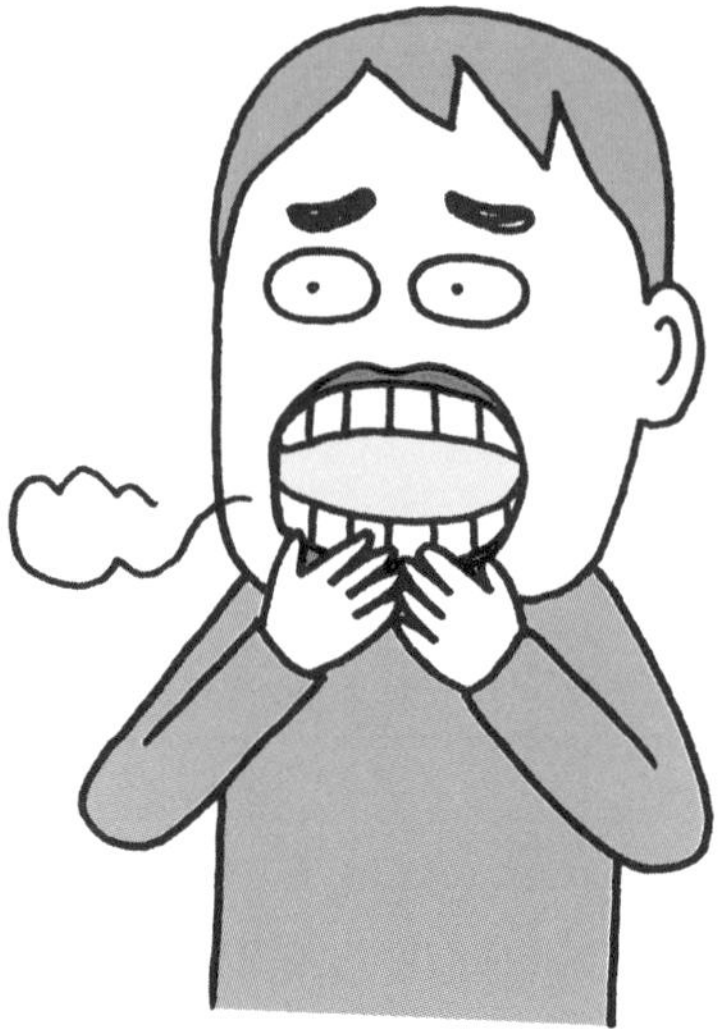

放置すると歯が抜けることも

歯周病は、細菌の感染によって引き起こされる炎症性疾患です。

歯と歯肉の境目に食べかすなどが残っていると、そこに細菌が停滞して炎症を起こします。進行すると、歯周ポケット（歯と歯ぐきのすきま）が深くなり、歯を支える骨（歯槽骨）が溶けてグラグラ歯が動くようになります。これを歯周病といいます。

気づかない間に進行して、歯が自然に抜け落ちるほど重症になることもあります。

糖尿病の人は歯周病に要注意

- 歯垢がつかないよう毎日歯みがきをする。
- 定期的に歯医者で歯石除去をしてもらう。
- 口から入るAGEを減らす。
- 糖尿病の人は特に歯周病に気をつける。

糖尿病になると歯周病になりやすいことが以前から知られていました。

２０１８年の研究で、**糖尿病になると体に増えるＡＧＥにより、歯の周辺組織に炎症が起きて歯周病が起こる**ことがわかりました。

またＡＧＥによって起こる慢性炎症が歯周病を起こしますが、食事に含まれるＡＧＥがその最大の原因。唾液に含まれるＡＧＥを調べれば炎症による危険度がわかると報告されています。ＡＧＥは歯周病菌による炎症を悪化させるようです。

これまで、歯周病予防の基本は歯垢がつかないようにすることであり、毎日の歯みがきや定期的な歯石除去が有効とされてきました。

ＡＧＥとの関連が明らかになってきたことから、口から入るＡＧＥを減らすことも、歯周病予防に効果が期待できます。

酒と上手につきあいたい

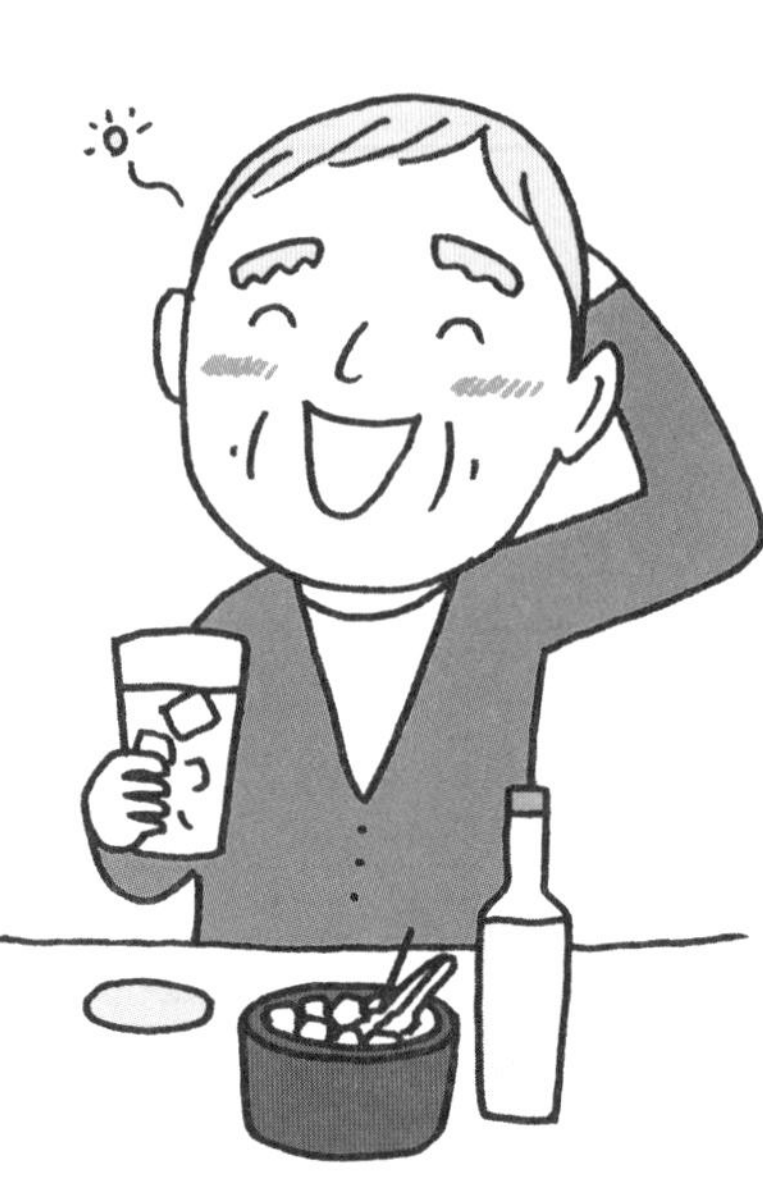
酒に
弱くなった
健康のため
お酒はやめるよう
家族にいわれる
お酒と上手に
つきあいたい

適量のアルコールは健康に悪くない

アルコールは、私の専門である糖尿病については、敵視すべきではなく、**ビールや日本酒、紹興酒などの糖質の多いお酒を除いて、「飲んでいい」**と伝えています。

アルコールは血糖値を下げるからです。

私は飲める人は、飲みすぎない限りはおおいに、飲めない人はそこそこに毎日飲んだほうがいいという考えです。

アルコール摂取量と死亡率や病気の罹患率との関係を調べた調査があります。

飲酒の理想は週100g

お酒の種類	ビール（中瓶1本500ml）	清酒（1合180ml）	ウイスキー・ブランデー（ダブル60ml）	焼酎（35度）（1合180ml）	ワイン（1杯120ml）
アルコール度数	5%	15%	43%	35%	12%
純アルコール量	20g	22g	20g	50g	12g

その調査によると、40代でアルコール摂取量が週100gまでであれば、死亡率はほとんど変わらず、200gになると上がり、寿命にして1、2年の差がありました。

アルコールの消費量が増えると、血圧を上げて脳卒中を増やし、消化器系のがんの発生率が上がることもわかりました。一方で、適度なアルコールの摂取は、HDLコレステロール値を下げることも、この調査で明らかになりました。また、**アルコール自体には、AGEを抑える働きがある**といわれています。

これらのことから、高齢者は消化器系のがんに気をつけながら飲む。働きざかりのビジネスパーソンは、理想は週に100gまでにアルコール摂取を控えるといいと思います。アルコール100gとは含有量のこと。上記の表を換算の目安にしてみてください。

甘いものがやめられない

仕事前は気合いを入れるための缶コーヒーが欠かせない

甘いものがやめられない

疲れると甘いものが食べたくなる

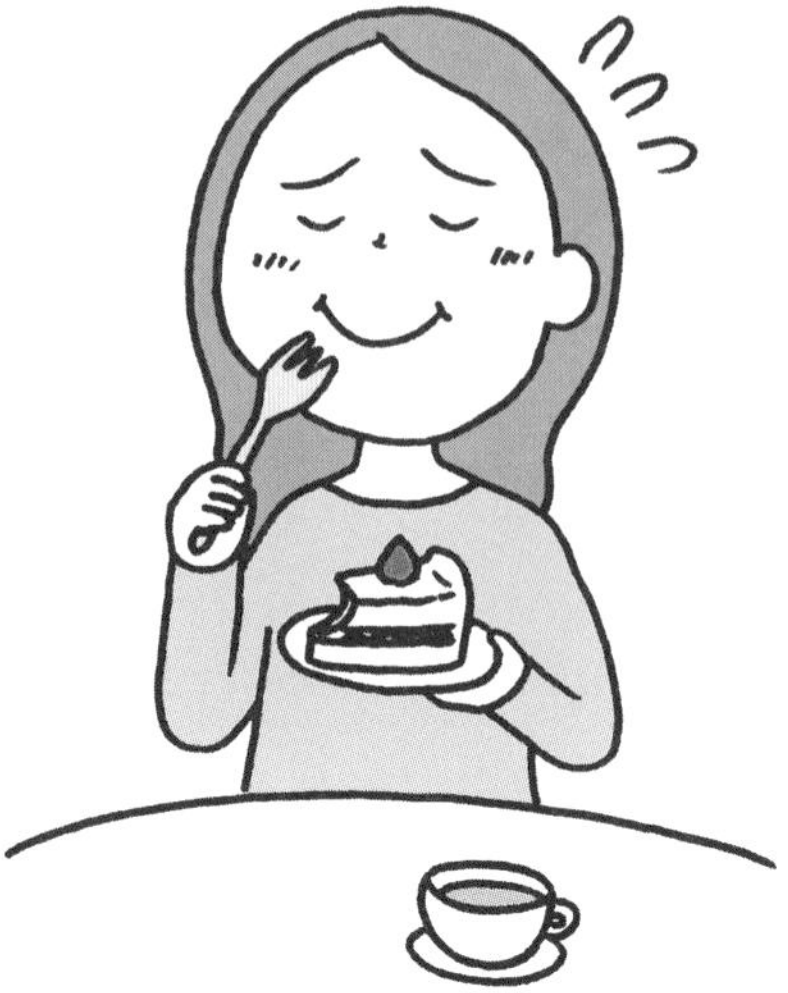

「糖質中毒」の仕組みを知ろう

「甘いものがやめられない」人は、糖質中毒かもしれません。その仕組みはこうです。

糖分入りの飲料を飲むと、血糖値が一気に上がります。するとドーパミンという脳内物質が分泌されます。別名「快楽物質」といわれ、分泌されるとハイな気分になります。朝缶コーヒーを飲むと、「やる気がでてきた」と思うのはこのためです。しかし、その気分は持続しません。

体が、血糖値が急に上がったことを察知し、

糖質中毒のメカニズム

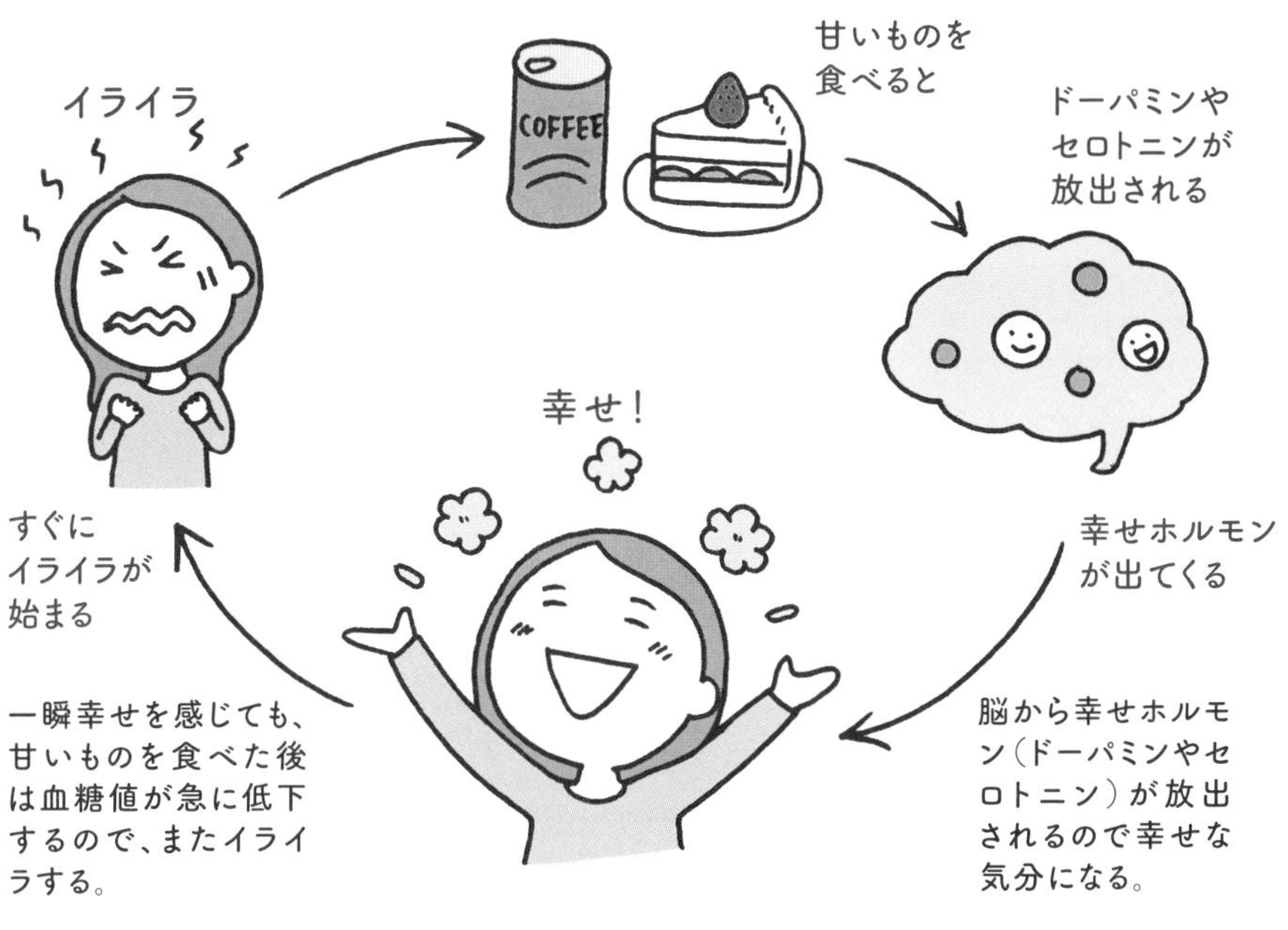
イライラ
COFFEE
甘いものを
食べると
ドーパミンや
セロトニンが
放出される
幸せホルモン
が出てくる
脳から幸せホルモン（ドーパミンやセロトニン）が放出されるので幸せな気分になる。
幸せ！
一瞬幸せを感じても、甘いものを食べた後は血糖値が急に低下するので、またイライラする。
すぐに
イライラが
始まる

下げるために慌ててすい臓から大量のインスリンというホルモンを分泌するためです。

インスリンによって、血糖値が急激に下がると、気分が一転、イライラしたり、吐き気や眠気に襲われるという不快な症状がでてきます。すると、また「ハイな気分」を求めて、缶コーヒーに手が伸びてしまうのです。

これを繰り返すのが、糖質中毒です。缶コーヒーに限らず、イライラすると甘いものに手が伸びてしまう場合は、糖質中毒かもしれません。72ページの糖質中毒のチェックリストで、確認してください。糖質中毒から抜け出すには、糖質をやめるしかありません。どうしても甘いものがほしいときには蜂蜜が有効です。蜂蜜は抗酸化作用があります。適度な摂取であれば健康維持に役立ちます。目安は1日にティースプーン1～2杯程度です。

つい食べすぎてしまう

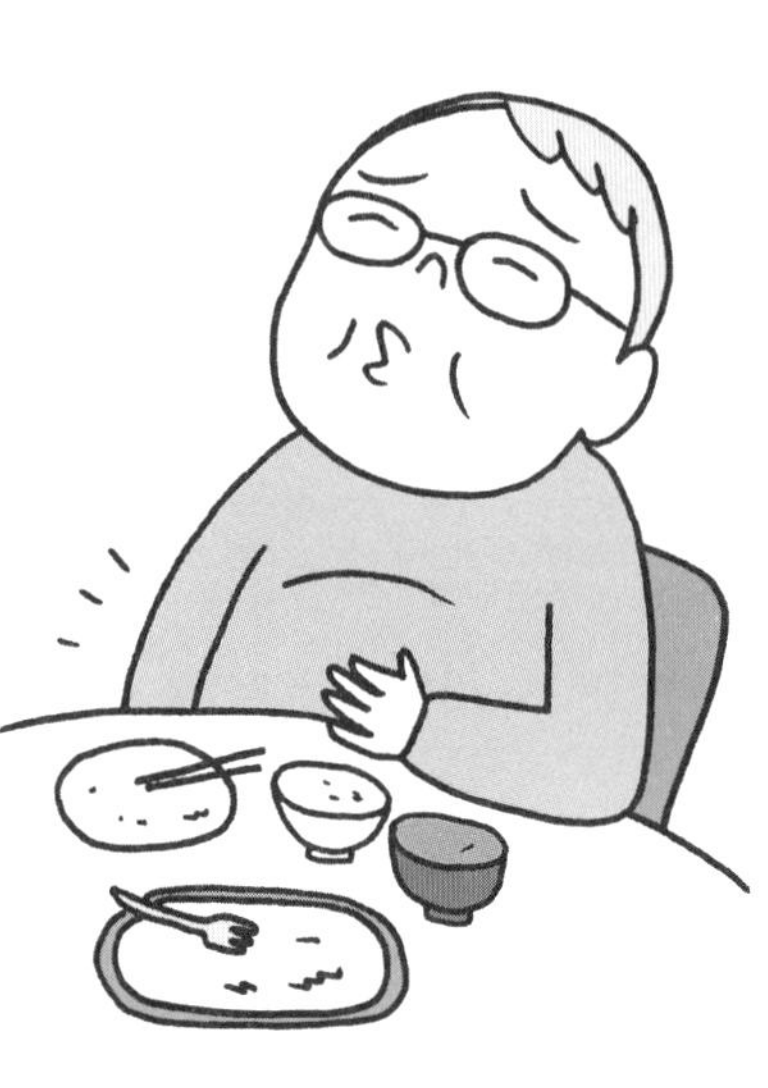

ドカ食いの癖がある

ダイエットのために朝食は抜いて昼はたくさん食べる

ついつい食べすぎて自己嫌悪

3食より6食にしてみる

昼食をたくさん食べすぎたために、おなかが空かず、夕食を遅めに食べる。時間が空きすぎたためにお腹が減ったので量を多めにする。実はこれは最悪のパターンです。

同じ量を食べるなら、まとめて食べるよりもちょこちょこ回数を分けて食べたほうが太りませんし、健康にもいいのです。

「1日3食を規則正しく摂る」よりも、**同じ量で、1回の量を減らして、1日5食や6食にするのがおすすめ**です。可能であれば、朝

食べる回数を増やしたほうが太らない

3食➜5〜6食に

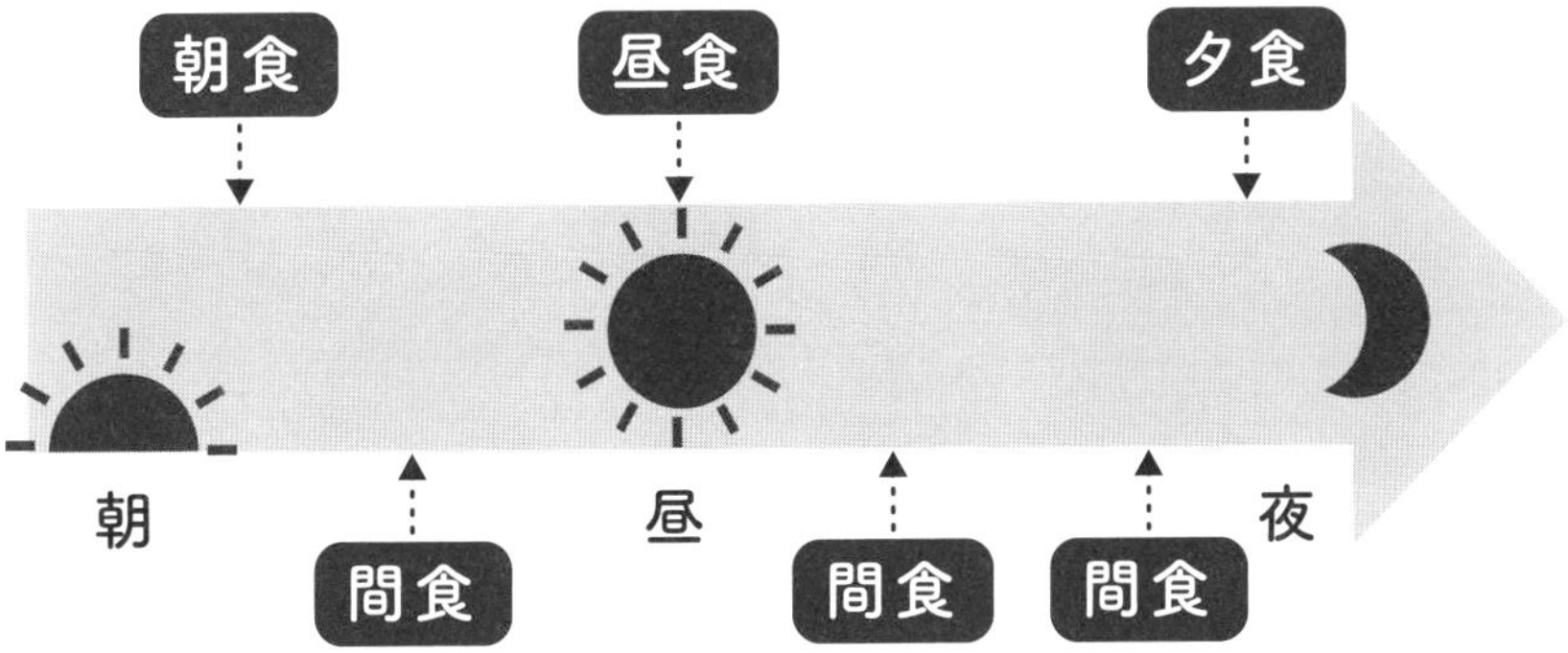

朝食　昼食　夕食

朝　昼　夜

間食　間食　間食

間食はナッツ類やチーズなどのタンパク質にする。
おにぎりやパンなどの炭水化物、フルーツなどの糖質は避ける。

昼晩の3食の間に間食をします。理由は、ある研究で、同じ量の食事を1日3回に分けて食べた場合と、1時間ごとに食べた場合の血糖値を比較すると、後者のほうが血糖値が上がりにくいという結果が出たからです。こまめに食べるほうが血糖値は安定するのです。血糖値を上げないほどAGEの害も防げます。

特に糖質は少しずつ分けて食べるようにします。もし、夕食後にデザートを食べるのであれば、食事後すぐではなく、時間をあけて間食に近いタイミングで摂るといいでしょう。

間食はアーモンドやチーズなどのタンパク質がおすすめ。朝食を抜いて昼食にドカ食いするのはNG。朝食を抜くと、低血糖の状態になります。そこで、昼食をドカ食いすると、血糖値が一気に上がり、糖質スパイク※を起こします。朝食抜きはすぐにやめましょう。

※糖質スパイク……血糖値の急激な上がり下がり（乱高下）のこと。放置すると糖尿病や動脈硬化の原因に。

目が疲れやすい

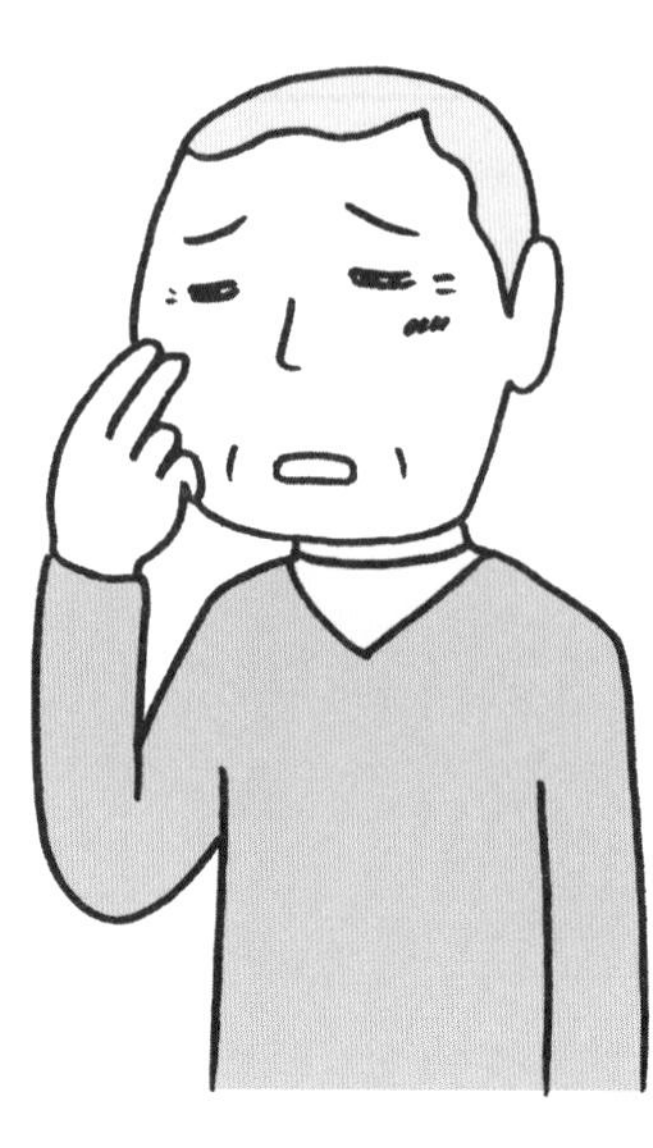

目がかすむ

目が疲れやすい

目の疲れが取れない

ビタミンAやポリフェノールを摂る

目を酷使すると目に疲れを感じます。目の疲労以外に首や肩のこり、頭痛などの症状が起こる場合もあります。目を使いすぎて、全身に疲れを感じる状態を眼精疲労といいます。眼鏡が合っていなかったり、精神的なストレスがあると目が疲れる場合もあります。また、ドライアイや白内障や緑内障といった病気が原因のケースもあります。

さらに、パソコンやスマートフォン、テレビなどのディスプレイ画面のことをVDT

ビタミンAが豊富なニンジンを食べる

蒸しニンジンのツナソース

視力の衰えに

材料（2人分）
ニンジン（長めの乱切り）……2本
ツナ油漬け缶（軽く缶汁をきる）……1缶（70g）
タマネギ（みじん切り）……1/6個
ゆで卵（粗く刻む）……1個
パセリ（みじん切り）……少々

A
オリーブオイル……大さじ1
レモン汁……小さじ2
はちみつ……小さじ1/2
塩、こしょう……各少々

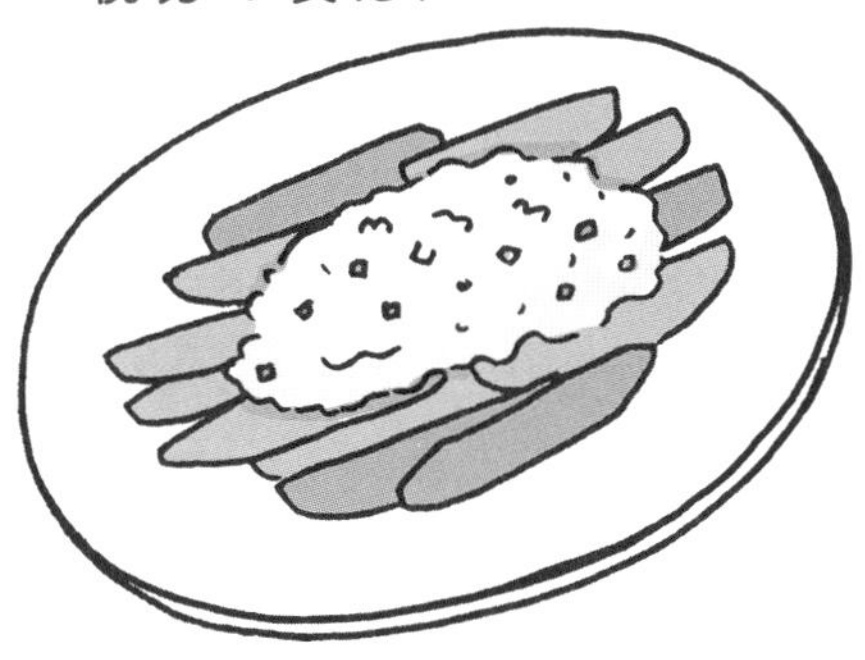

作り方（1人分201kcal）
1 耐熱皿にニンジンをのせて水大さじ2（分量外）をまわしかけ、ふんわりとラップをかけて電子レンジで5分加熱する。
2 ボウルにAを混ぜ合わせ、ツナ缶、タマネギ、ゆで卵、パセリと1の蒸し汁大さじ2（分量外）を加えて混ぜる。
3 器に1を盛り、2をかける。

MEMO
ブルーベリーももちろんおすすめ！
ブルーベリーのポリフェノールのアントシアニンには視力回復効果がある。137ページのブルーベリー入りジュースもおすすめ。

(Visual Display Terminal)といいます。VDTの作業を長時間続けると眼精疲労になりやすく、VDT症候群といわれています。

パソコンなどでの作業が1時間続く場合は15分程の休みを取って目を休めたり、加湿器を置いて目の乾燥を防ぎましょう。

目の疲れは既述のように病気が隠れている場合もありますので、続く場合は放置せずに眼科専門医を受診することをおすすめします。

目が疲れやすい場合、食生活では、**ビタミンAやブルーベリーなどのポリフェノールを摂る**ようにしましょう。ビタミンAは、目や皮膚などの粘膜の形成や機能に関係しています。ブルーベリーにはポリフェノールの一種アントシアニンが豊富に含まれています。アントシアニンは視力回復効果があるといわれ、疲れ目に悩む人の強い味方です。

白内障を遅らせるには？

そろそろ
白内障が心配

視界が
かすむ

光をまぶしく
感じる気がする

紫外線から目を守りなさい

眼球には水晶体があります。水晶体はカメラのレンズにたとえられます。目に入ってくる外部からの光を曲げ、網膜に画像がきれいに映るようにピント調節を行っています。

水晶体を構成するクリスタリンというタンパク質は生まれてから一度も入れ替わりません。 クリスタリンの異常によって起こる病気に白内障があります。

水晶体が灰白色や茶褐色に濁り、それによって、光が網膜に届かなくなり、クリアな

AGEが白内障を進める

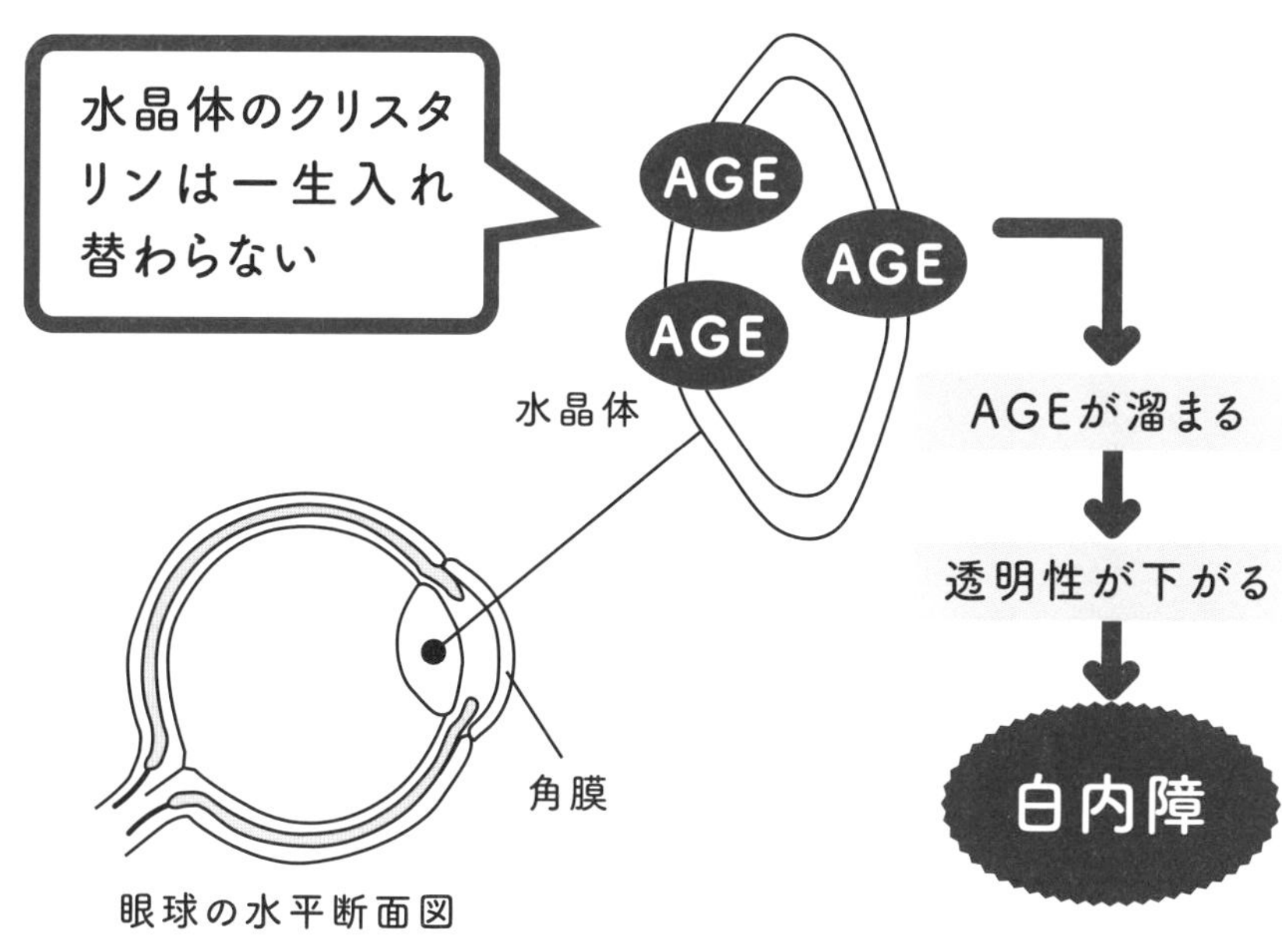

視界が得られなくなるのが白内障です。視力の低下に加えて、ものがかすんで見えたり、明るいところでものが見えづらくなったら、白内障の前触れかもしれません。

白内障には種類がありますが、多いのが加齢性白内障。45歳以上になると患者が増えます。その発生にもAGEが関わっています。クリスタリンにAGEができるとクリスタリンの構造が変わって、透明性が下がります。またAGEには物体を褐色にする作用があるため、水晶体のにごりの原因にもなるのです。

クリスタリンにAGEが生じるのは紫外線による影響です。食生活でAGEを避けるとともに紫外線から目を守ることが大切です。帽子をかぶるだけで約2割、紫外線カット効果のあるサングラスをかければ9割ぐらいは目に入る紫外線の量を減らせます。

昼食後に眠くて仕方ない

午後は会議中に眠くなる

ランチのあとは頭がボーッとする

仕事中に寝てしまうことがある

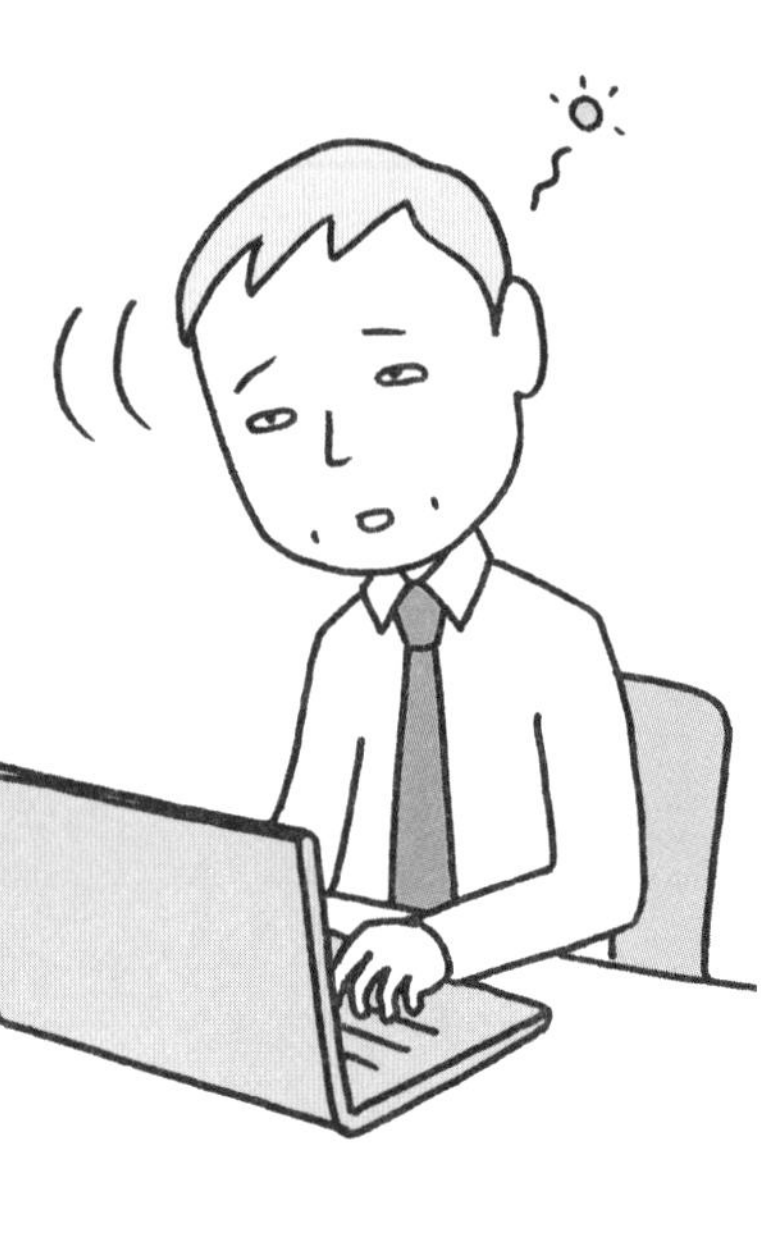

単品メニューをやめて野菜を取り入れる

「最近、昼食後に眠くなって仕方ない。これは年のせいでしょうか？」

いいえ、年のせいではなく、おそらく食べ方のせいです。昼食に**糖質を多く摂り、上がった血糖値が反動で急激に下がって低血糖状態に陥っている**から眠いのです。

こういう状態を引き起こしやすい食べ物があります。牛丼やラーメンといった単品もののです。そばやパスタも同様です。

おかずやつけ合わせのない一品ものの場

炭水化物を減らし、ランチ後15分散歩をする

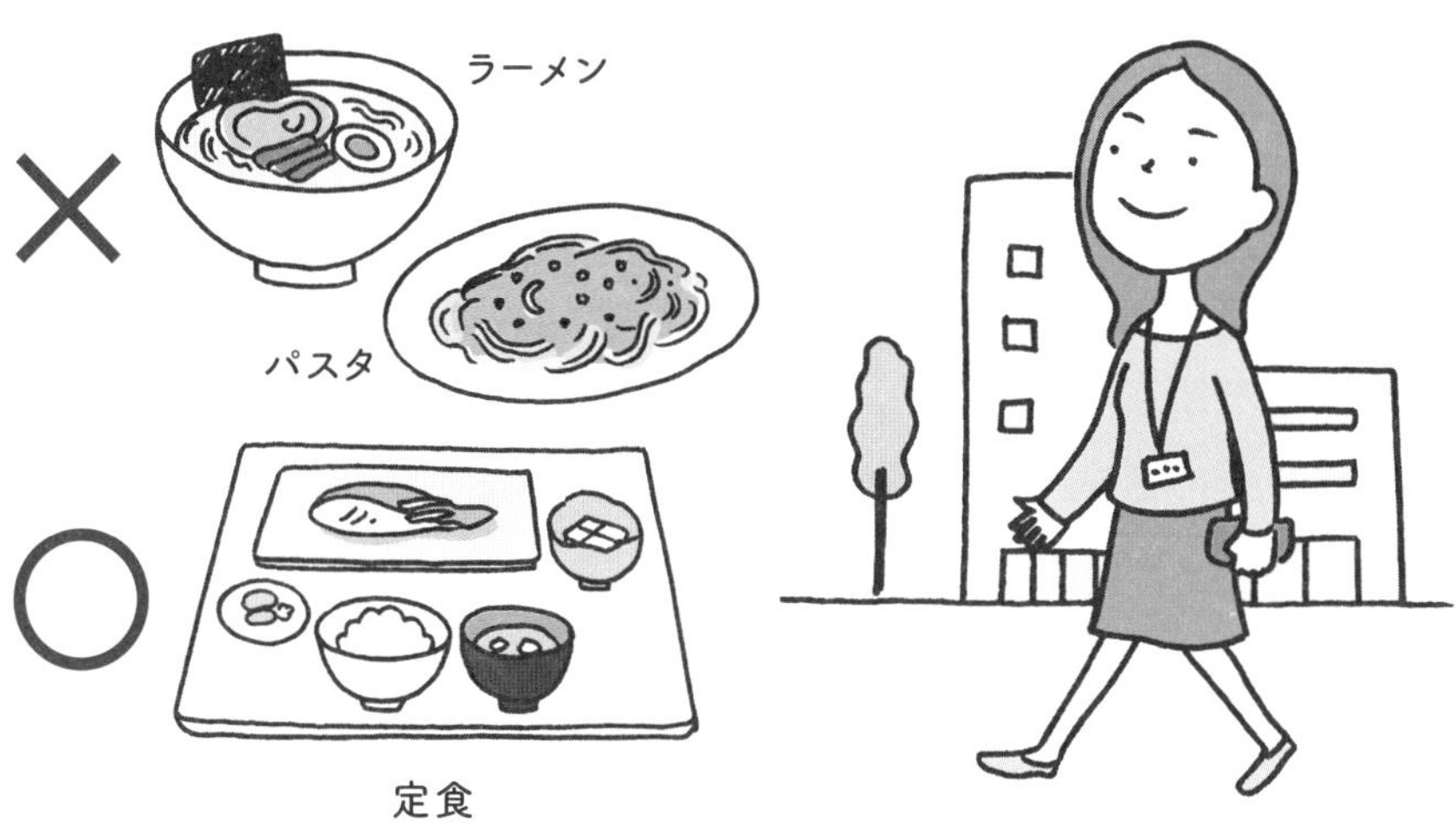
炭水化物ばかりの
単品物よりも定食にする
ランチのあとは
すぐに15分歩く
ラーメン
パスタ
定食

合、ほとんどがごはんや麺類などの糖質が占めてしまいます。カレーライスや握り寿司も要注意です。カレーライスはルーにも小麦粉が使われていますし、お寿司は酢飯に砂糖が使われています。両方とも糖質が多いことを覚えておきましょう。

昼食時には次の点に気をつけてください。

①できるだけ単品を避けて定食にする。もしくは必ずサラダなどの副食をつける。

②食べる順番を、「野菜（生野菜、煮物など）→肉や魚などのタンパク質→ごはんやパンなどの炭水化物」にする。

③パンやごはんなどの炭水化物を減らす。

④食後すぐに15分程度の散歩をする。

以上を実践することで、すっきりとした気分で午後の仕事ができるようになるでしょう。

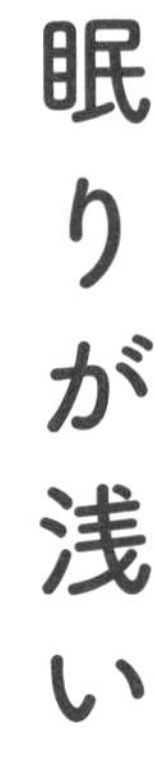

眠りが浅い

夜中に目が覚めてしまう

なかなか寝つけない

一度目が覚めると眠れない

夜中のスイーツはすぐにやめよう

夜甘いものをたくさん食べる人で、夜中に気持ち悪くて目が覚めてしまう場合、低血糖発作を起こしている可能性があります。

夜中の低血糖発作は、若い女性などによく見られます。たいていは眠る前に糖質をたっぷりとっていることが原因です。

質のよい眠りは健康や美容のために欠かせません。就寝前の糖質摂取は今日から控えましょう。

その代わりに新しい習慣にしてほしいの

就寝前にハーブティーと水を飲む

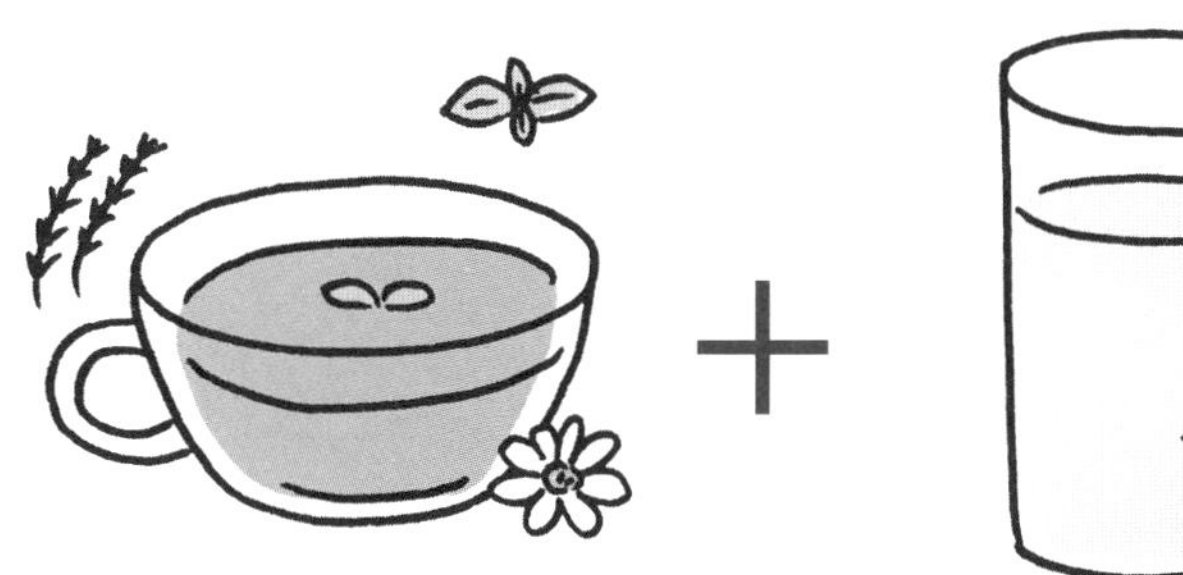

MEMO
不眠によいといわれるハーブティーを夕食後に飲むのが最適。くつろぎの時間をもつことが大切。逆に眠る前のスイーツはすぐにやめましょう。

は、**就寝前にはコップ1杯の水を飲む**こと。就寝中は想像以上に汗をかき、血液が濃くなりがちだからです。夜中に血液が濃くなると、血栓ができて脳梗塞の原因にもなります。

眠る前はハーブティーでリラックスする

夕食後にゆったりとしたくつろぎタイムをとり、ハーブティーを飲むのもおすすめ。レモンバームやカモミール、ラベンダー、ペパーミントなど鎮静効果があり、不眠にも効くといわれています。

大切なのは1日の終わりにゆったりとくつろいだ時間をもつことです。ハーブティーは老化の原因であるAGEも抑えてくれます。

太ってきた

太ってきた

体重が増えてきた

やせにくくなった

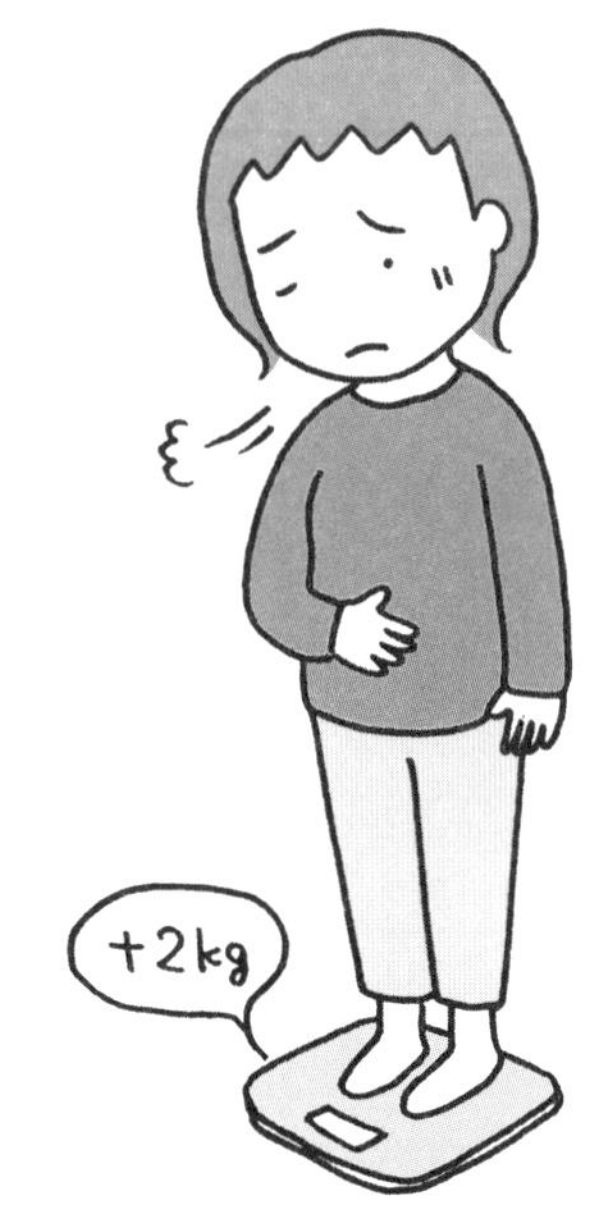

太るメカニズムを理解する

「最近太ってきてやせたい」と思うのであれば、なぜ、太ってしまうのか、そのメカニズムを知ることから始めましょう。

最初にお伝えしたいのは、**「あなたを太らせる原因は唯一糖質である」**ということです。

口から入った糖質は、体内でエネルギーになるために消化酵素によって分解され、ブドウ糖に変わります。

血液中のブドウ糖の量を血糖値といいます。血糖値が上がると、調整するためにすい

太るメカニズム

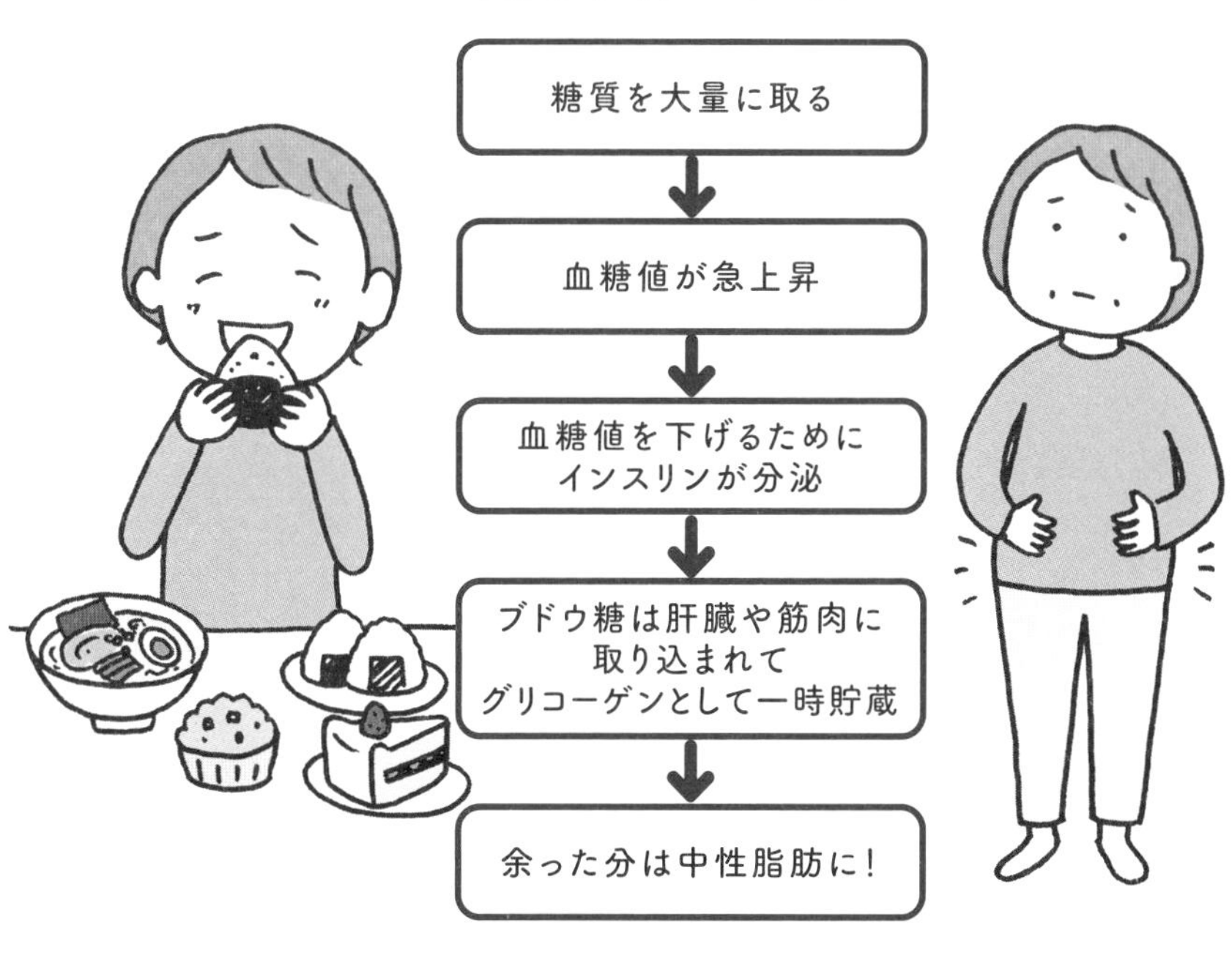
糖質を大量に取る
血糖値が急上昇
血糖値を下げるために
インスリンが分泌
ブドウ糖は肝臓や筋肉に
取り込まれて
グリコーゲンとして一時貯蔵
余った分は中性脂肪に!

臓から多量のインスリンというホルモンが分泌されます。そして、肝臓や筋肉などの細胞にブドウ糖を取り込みます。

これらの細胞にストックできる量には限界があります。ブドウ糖を取り込む余地がなくなると、中性脂肪という形で脂肪細胞に溜めこまれます。これが太るメカニズムです。

「カロリーを摂ると太る」と思っている人がいますが、これは間違いです。カロリーはエネルギーの単位で熱量のことです。

カロリーを制限したダイエットでは食事の量が減るので一時的にはやせます。しかし、体内のエネルギーが不足して代謝が下がってしまうので、食べたものを燃焼しにくくなります。そのためやせにくくなります。

糖質を制限していくことで、体重は減っていきます。糖質がやめられないという人は糖

糖質中毒チェックリスト

以下の質問に「はい」か「いいえ」で答えてください。

1	朝食をしっかり食べたのに、昼食前に空腹感をおぼえる	はい・いいえ
2	ジャンクフードや甘いものを食べ始めるとやめるのが難しい	はい・いいえ
3	食後でも満足感を時々感じないことがある	はい・いいえ
4	食べ物を見たり、匂いをかいだりすると、食べたくなる	はい・いいえ
5	おなかがすいていないのに、夕食後も食べたくなることがある	はい・いいえ
6	どうしても夜食を食べたくなる	はい・いいえ
7	食べすぎたあと、何かだるい感じがする	はい・いいえ
8	昼食後、何となく疲れや空腹感を感じる	はい・いいえ
9	おなかがいっぱいなのに食べ続けてしまうことがある	はい・いいえ
10	ダイエットして、リバウンドした経験がある	はい・いいえ

「はい」はいくつありましたか？

0 ～2個　「中毒」ではない
3 ～4個　軽い「中毒」
5 ～7個　中等度の「中毒」
8 ～10個　ひどい「中毒」

夜は糖質ゼロを目指す

1日の食事配分

朝	昼	夜
3割	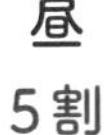	2割
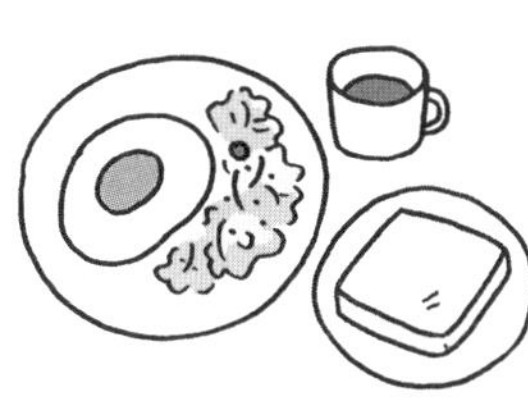	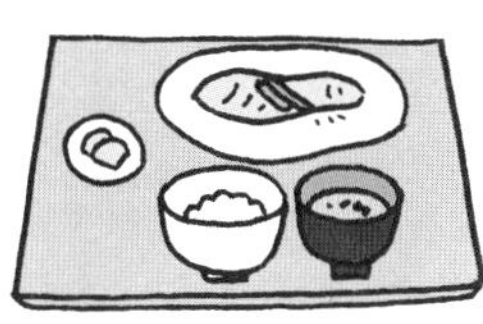	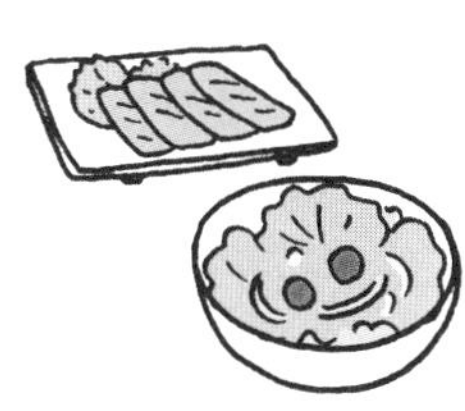
ごはん、パンなどの炭水化物を食べたいなら朝食に。	昼食はしっかり食べる。丼物ではなく定食がベター。	夜はいちばん軽めに。炭水化物は摂らないのが理想。

質中毒の可能性があります。72ページの糖質中毒チェックリストを確認してみましょう。

特に夜は糖質を摂らない

朝昼晩の食事の配分は「3割：5割：2割」が理想です。日中は糖質を摂っても活動をしますので、太るリスクは減らせます。

しかし、夕食後はほとんどの人が寝るだけ。夕食にたっぷり糖質を摂ってしまうと肥満になりやすいのです。

できれば**糖質に関しては、夜は一切摂らないのがおすすめ**です。主食を食べなくてもタンパク質豊富なおかずを食べれば、満足はできます。

やせる6つのルール

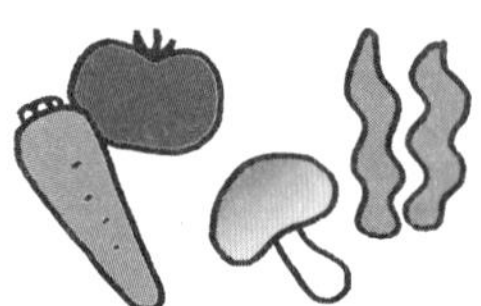
野菜、きのこ、海藻はたっぷり摂る

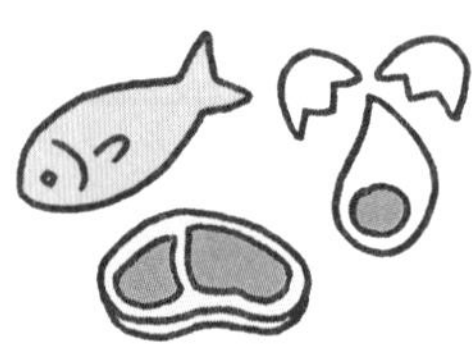
タンパク質は毎食摂る

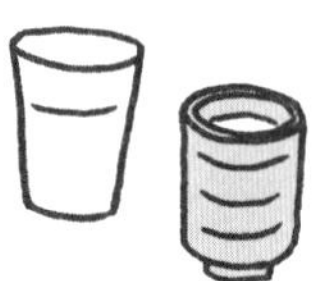
水分は1日2ℓ以上摂る

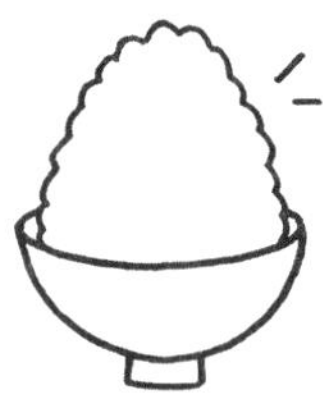
まとめ食いはやめる

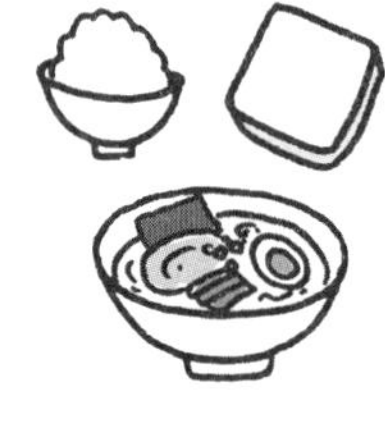
ごはん、パン、麺類などは控える

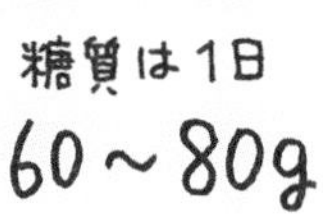

1日の糖質量を守る

絶対やせる！6つのルール

やせるための6つのルールを紹介します。

①水分は1日に2ℓ以上。お酒は低糖質のものにする

水やお茶はこまめに摂るようにします。紅茶やコーヒーを飲む場合は無糖のものに。お酒はワインか、焼酎やウイスキーなどの蒸留酒、糖質ゼロのビールに。適量であれば、飲んでも大丈夫です。

②1日の目標糖質量を60~80gに設定する

糖質の量は32~35ページに表がありますので、参考にしてください。

③タンパク質は毎食摂る

動物性タンパク質も植物性タンパク質もバ

主食が食べたいときは置き換える

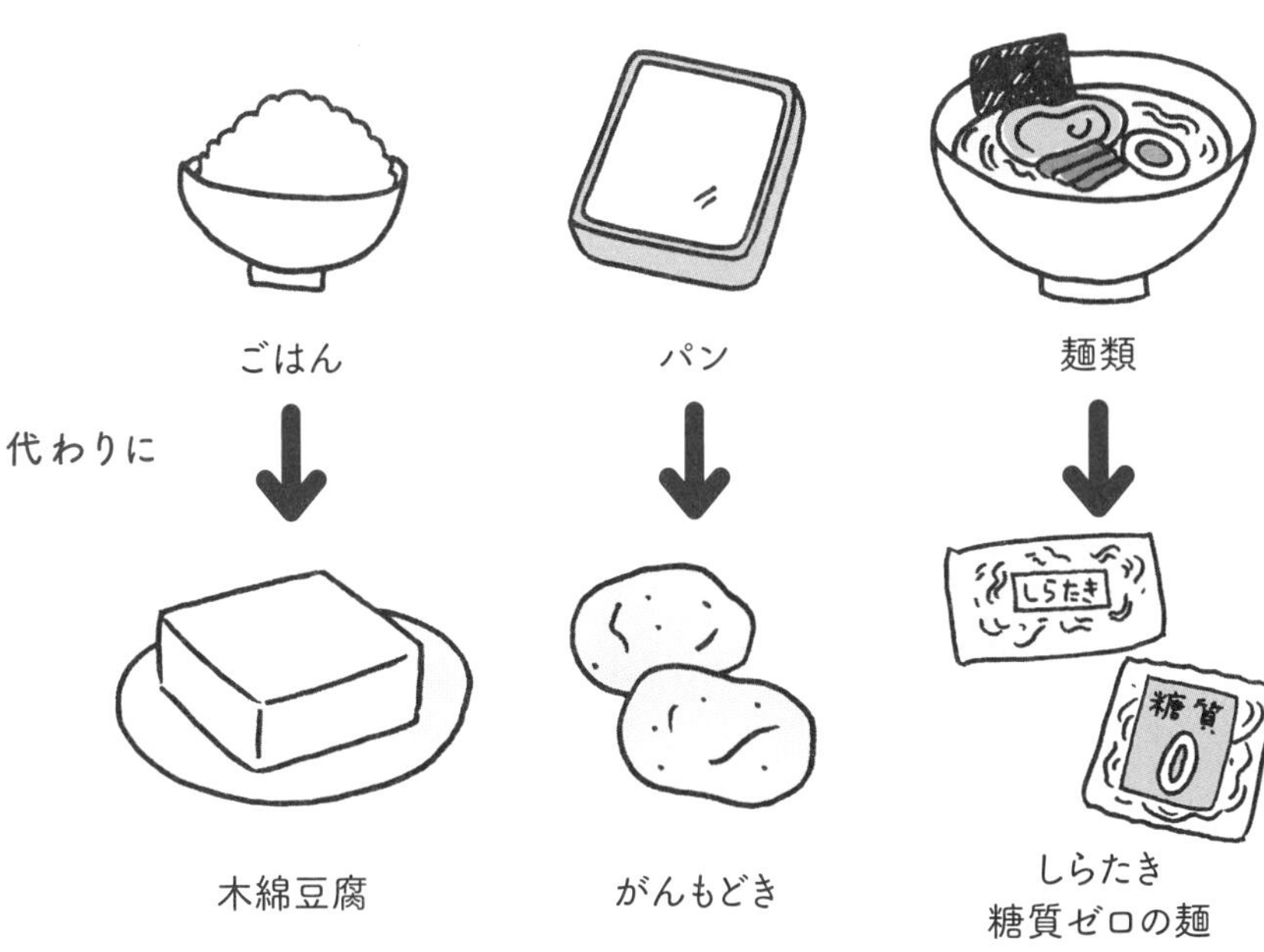

ランスよく摂ります。

④ごはんやパン、麺類などの主食を控える

一般的に体によいとされている玄米や全粒粉のパンも高糖質です。餃子や春巻きなども皮に糖質が含まれているので要注意。

⑤野菜、きのこ、海藻類はたっぷり摂る

これらに含まれている食物繊維は血糖値の上昇を緩やかにします。食事の最初に食べるようにします。

⑥まとめ食いはやめる

同じ量でもまとめてドカ食いすると血糖値を上げてしまいます。

どうしても主食が食べたくなった場合には、ごはんの代わりに木綿豆腐を、パンの代わりにがんもどきを、麺類の代わりにしらたきや糖質ゼロの麺を食べるようにしましょう。

血糖値が高い

血糖値が高めだといわれた

親が糖尿病なので自分も心配

糖尿病が心配

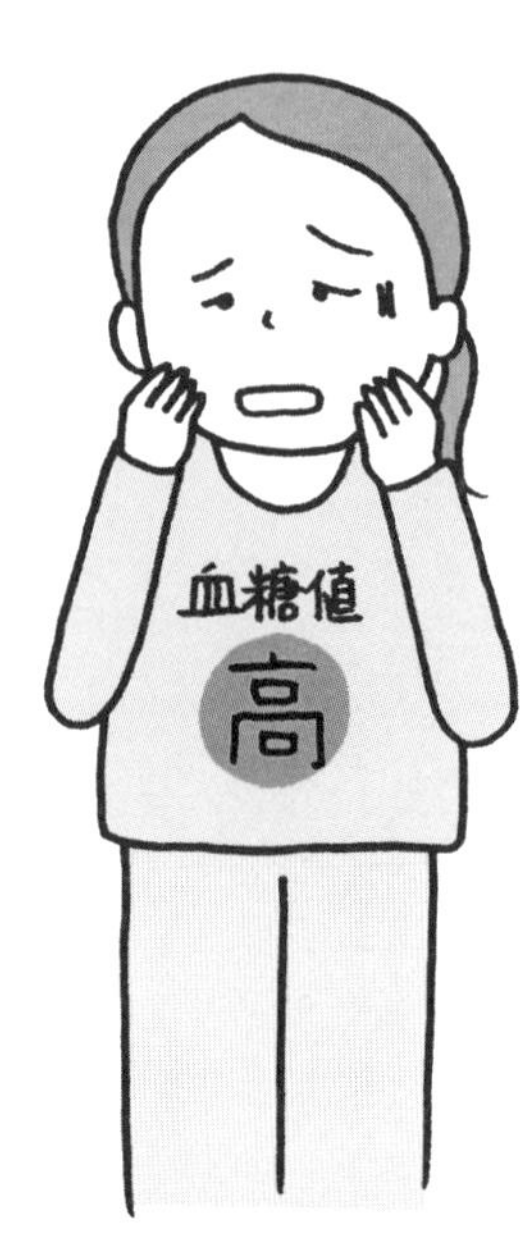

血糖値が上がらない食生活に切り替える

血糖値が高い状態が続くと糖尿病になる可能性があります。

２０１６年の国民健康栄養調査によると、糖尿病が強く疑われる者と糖尿病の可能性を否定できない者の推計人数は合計で２０００万人にも上ります。

６人に１人が糖尿病か、その予備軍であるということになるのです。

普段から血糖値が高い人は、血糖値が上がらない生活に切り替えることで、糖尿病にな

ワインは血糖値を下げる

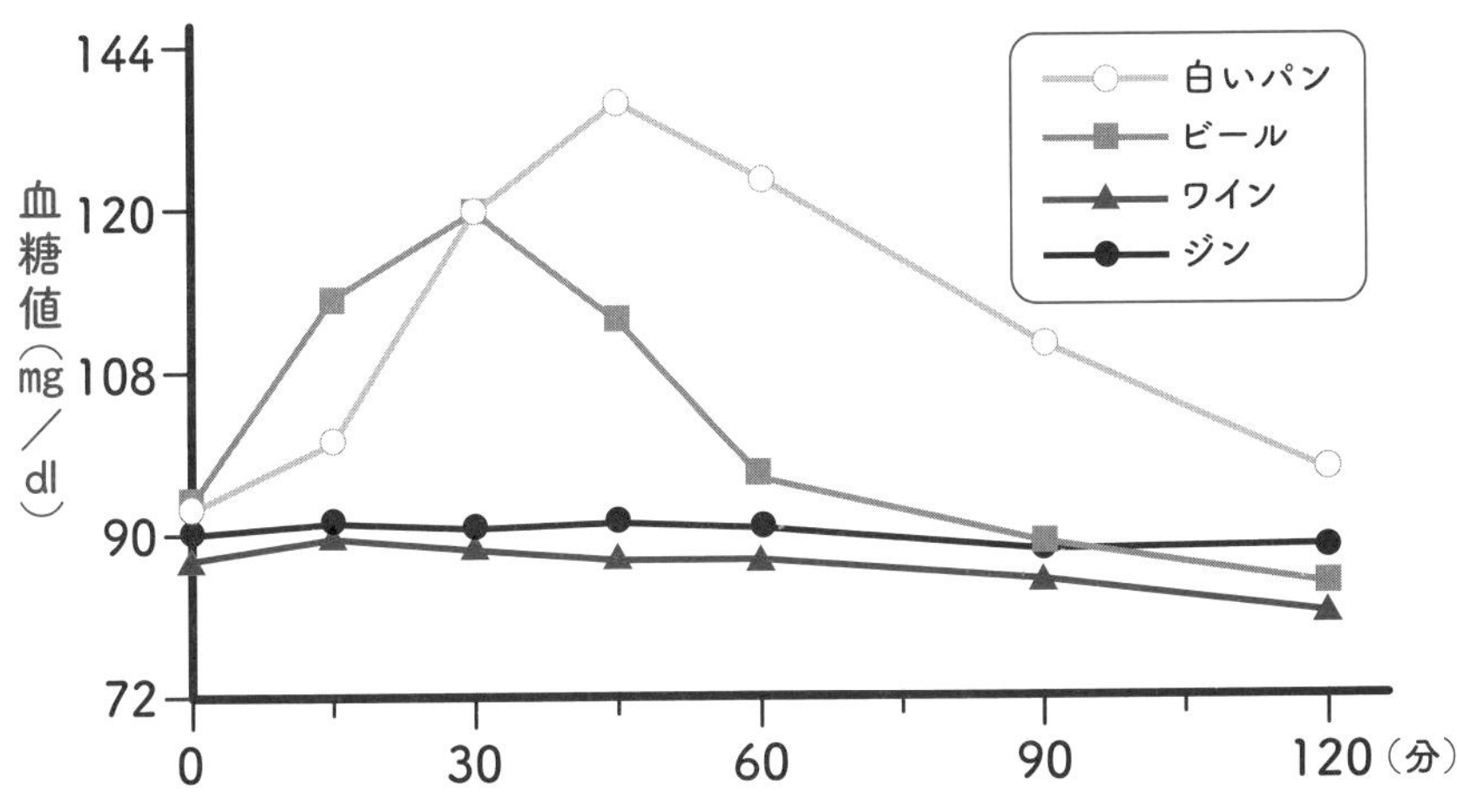

健常者を「白いパンを食べる」「ビールを飲む」「ワインを飲む」「ジンを飲む」の4つの群に分け、血糖値の分泌量の変化を比較したグラフ。糖質の含まれるパンとビールは血糖値が上がるのに対して、蒸留酒であるジンはほとんど血糖値が上がらず、ワインはむしろ下がっているのがわかる。

るのを防ぐことができます。

糖尿病にならないためには、糖質の摂りすぎに気をつけること。血糖値が上がらない食生活を心がけることが大切です。

糖尿病を発症する前なら糖質制限をすることで健康な状態に戻ることが可能です。

お酒は血糖値を下げる

血糖値が高い場合、アルコールは飲まないほうがいいと思っている方が少なくありません。しかし、実は、アルコールは血糖値を下げます。

生化学の教科書『デブリン生化学原書7版』に載っている事例について紹介します。

39歳の女性が、店でお酒を飲んでいるとき

血糖値を下げる食べ物

エキストラバージンオリーブオイル

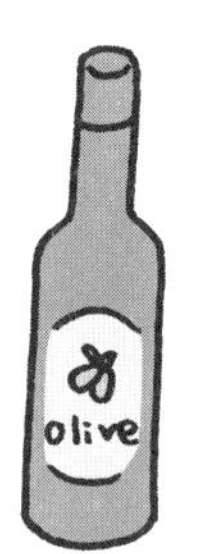

糖質はオリーブオイルと一緒に摂ると、血糖値の上昇を抑えられる。

酢

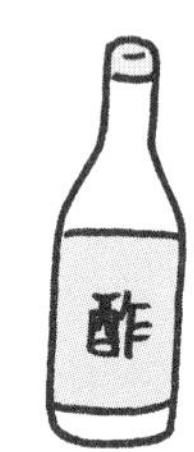

酢は血糖値もAGEも下げる効果がある。料理と摂ると糖化の害を防げる。

シナモン

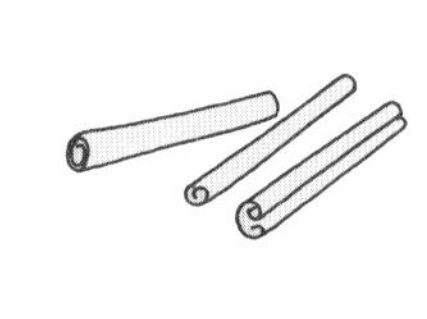

シナモンは血糖値を下げ肥満を防ぐ。血管を強くする効果もある。

ニンジン

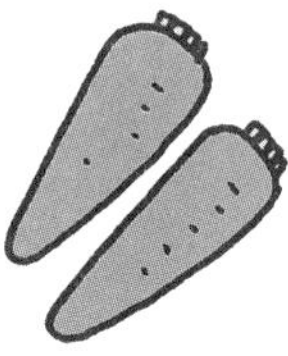

ニンジンは血糖値もAGEも下げる効果がある。抗酸化、抗糖化が高い。

レモン

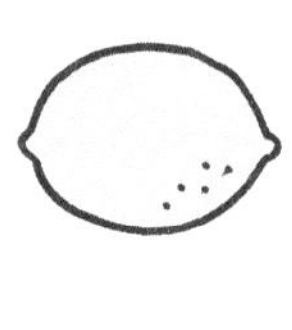

レモン汁は酢と同様に血糖値もAGEも下げる。抗酸化作用も高い。

➡食材の効果について詳しくは第5章を参照。

に意識もうろうとなり、救急外来に運ばれました。原因は、朝から忙しくてほとんど食事を摂らなかったところに、アルコールを入れて、血糖値が大きく下がったことでした。

アルコールは血糖値を下げるのです。肥満の予防にもなります。ただし、適量を飲むことです。どのくらいが適量かについては、57ページで紹介しているので、参考にしてください。

食べる順番を変えるだけでも効果あり

お酒以外に血糖値を下げる食べ物もあります。お酢は血糖値を下げることがわかっています。中華で麺類や餃子など炭水化物を食べるときにかけるといいでしょう。

血糖値を上げない「食べる順番」

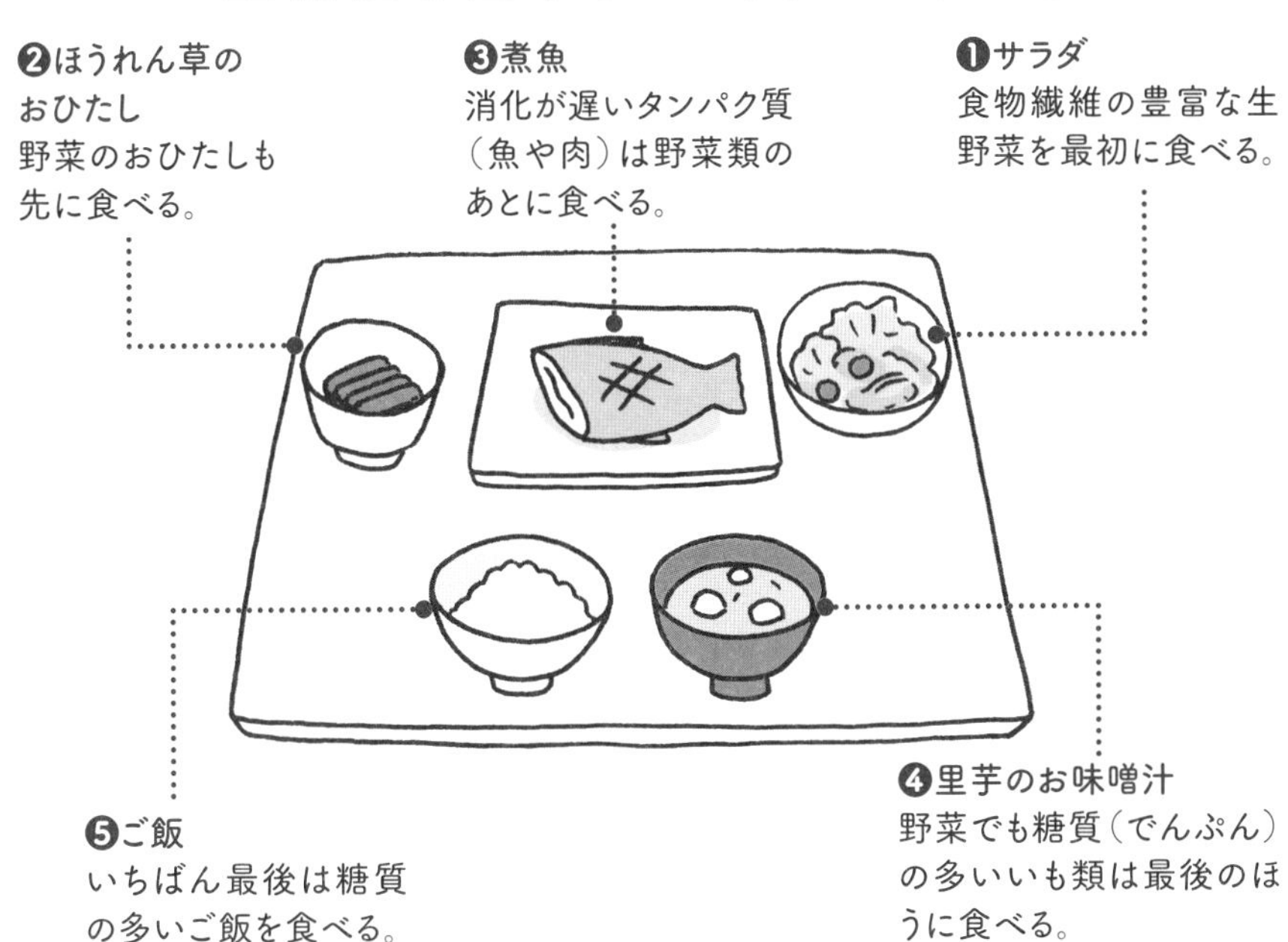

❷ほうれん草のおひたし
野菜のおひたしも先に食べる。
❸煮魚
消化が遅いタンパク質（魚や肉）は野菜類のあとに食べる。
❶サラダ
食物繊維の豊富な生野菜を最初に食べる。
❺ご飯
いちばん最後は糖質の多いご飯を食べる。
❹里芋のお味噌汁
野菜でも糖質（でんぷん）の多いいも類は最後のほうに食べる。

代わりにレモン汁を用いても同様の効果が得られます。両方ともAGEを下げてくれる優秀な食品です。

ニンジンにはα－リポ酸が含まれており、血糖値を下げて、やせやすい体にしてくれます。また、抗酸化作用があり、老化も遅らせます。シナモンは血糖値を下げ、肥満を防ぐ働きがあります。

炭水化物は脂質と一緒に摂ると、血糖値を上げずに済みます。パスタにオリーブオイルをかけて食べるのもおすすめです。

食べる順番をひと工夫するだけで血糖値を上げずにすみます。

食物繊維のある野菜類、タンパク質、炭水化物の順に食べましょう。野菜でも、いも類は炭水化物を含みますので、後回しに。糖質は最後に食べるのが基本です。

糖尿病予備軍といわれた

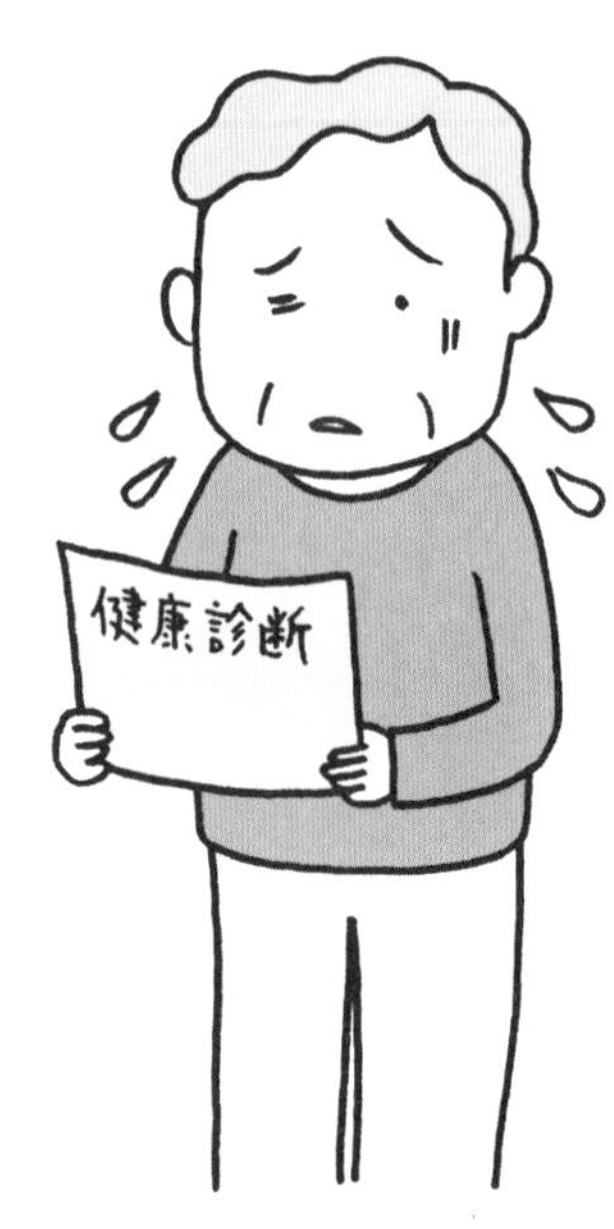
「糖尿病」
といわれた
「糖尿病予備軍」
といわれた
健康診断

糖尿病の9割は生活習慣によるもの

血液の中の糖分の濃度が非常に高いのが糖尿病です。普通の人よりも血糖値が少し高いけれど糖尿病の域には達していない状態を「糖尿病予備軍」または「境界型糖尿病」といい、糖尿病の一歩手前の状態です。

糖尿病は「1型糖尿病」と「2型糖尿病」に分けられます。

1型はウイルスなどが原因でインスリンがつくれなくなった状態です。2型は生活習慣によってすい臓が疲労して、インスリンの分

糖尿病には1型と2型がある

1型糖尿病

- ウイルスなどが原因ですい臓がインスリンをつくれない。
- 注射によるインスリン注射が必要。
- 若い人が多い。
- 糖尿病全体の1割を占める。

2型糖尿病

- 生活習慣によりすい臓が疲労してインスリンの分泌が低下する。
- 血中にブドウ糖が増えるとインスリンが追いつかない。
- 40歳以上の人がほとんど。
- 糖尿病全体の9割を占める。

泌が低下した状態です。糖尿病全体の9割は生活習慣が原因の2型糖尿病です。

糖尿病は血糖値やヘモグロビンA1c（エーワンシー）などの数値によって総合的に判断されます。

血糖値は血液中の血糖の濃度のことです。ヘモグロビンA1cは、はじめて耳にする人もいるかもしれません。ヘモグロビンは血液中の赤血球を構成するタンパク質のことです。血液中の糖と結びつきやすく、特にブドウ糖と結びついたものをヘモグロビンA1cといいます。「ヘモグロビンA1cの値」といえば、ヘモグロビンにブドウ糖が結合した割合のこと。値は次のようにみます。

- 6～6・4%→糖尿病の可能性を否定できない。
- 6・5%以上→糖尿病が強く疑われる。
- 7%未満にする→合併症予防の目標値。

食後血糖値の目標を200以下にする

血糖値をコントロールし、ヘモグロビンA1c値をよくする

＝

食後血糖値を200以下にする

3か月（1日3食として）90食のうち、食後血糖値が200を超える食事を15回以下にできれば、ヘモグロビンA1c値は6.9％以下に落ち着く（A1c値7％未満が合併症予防のための目標値）。

食後血糖値を計測する

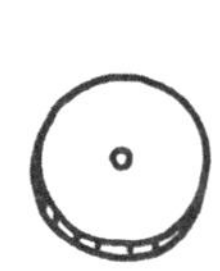

血糖の変動を「見える化」する器具。センサーとリーダーの2部品からなる。センサーを上腕部に貼っておく。センサーが自動的に15分ごとに血糖値を記録し、2週間連続的に血糖値が測定できる。

「糖質制限を行う」という意識を強くもつ

糖尿病の患者さんやその予備軍の人は血糖値を管理するために糖質制限を行うという意識を強くもつ必要があります。

とりわけ、血糖値を管理してヘモグロビンA1cの値をよくし、合併症、特に腎炎や網膜症をこじらせないことが非常に大切です。

血糖値を管理するには、血糖値を測定するリブレなどの測定器具を使って食後の血糖値（食べ始めてから1時間から1時間30分後）を測り、その値が200以下に収まる食事を心がけるようにします。1日3食と考えると、1か月で90食。このうち食後血糖値が200を超える食事を15回以下にできれば、大体ヘモグロビ

糖尿病の人が特に気を付けたい2つのこと

プロテインの摂取はしない

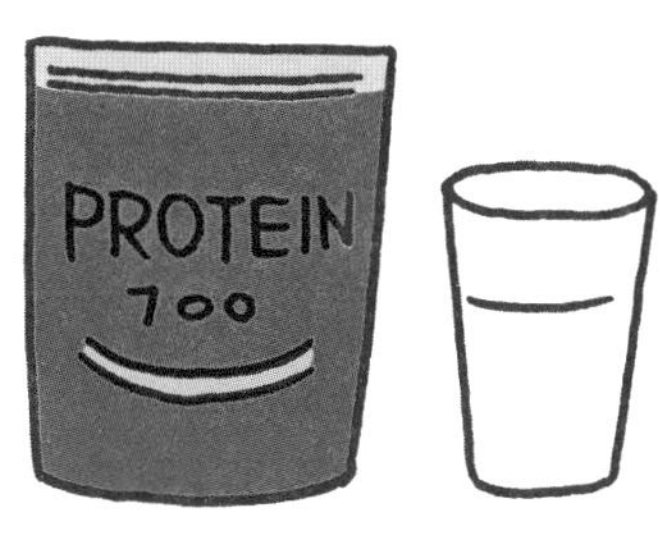

人工的なタンパク質商品であるプロテインやアミノ酸には大量のタンパク質が含まれている。摂りすぎは腎臓に負担がかかる。

夕食は炭水化物を摂らない

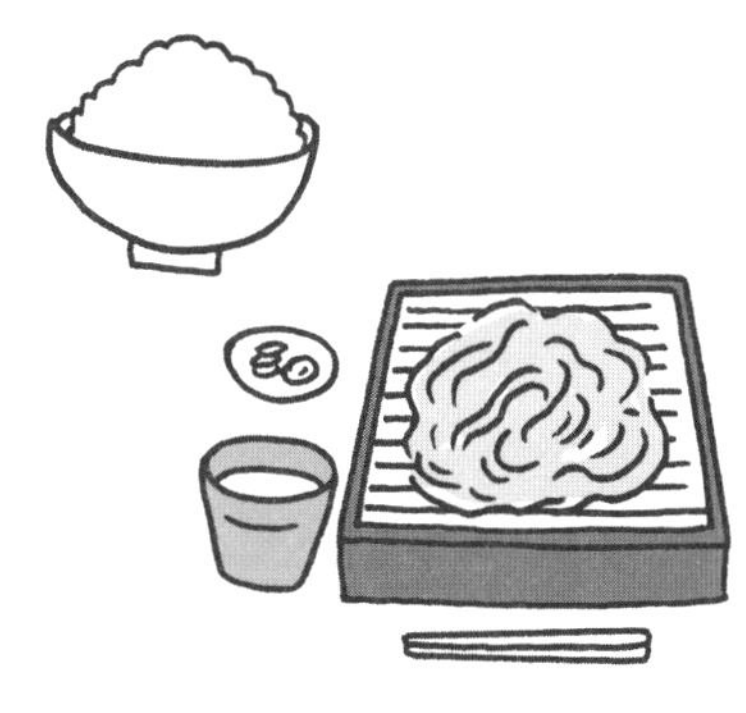

夜に炭水化物を摂ると、血糖値が上がったまま寝ることになる。高血糖の状態が朝まで続くことになり、それが、ヘモグロビンA1c値を押し上げる。

ンA1cの値は6・9%以下になります。7%未満が合併症予防の目標の数値です。**糖尿病があったり、糖尿病予備軍の人は夕食には一切炭水化物を摂らない**のが理想です。夜糖質を摂ると血糖値が上がったまま寝ることになります。その状態が朝まで続くとヘモグロビンA1c値を上げることになります。

また、糖尿病がある人はプロテインの摂取は厳禁です。プロテインを摂取すると糖尿病腎症を悪化させることになります。

しかし、必要以上に糖尿病を怖がらなくても大丈夫です。糖尿病は医学の進歩により早期に対処すれば予防できる時代になってきました。ヘモグロビンA1c値を下げる薬や糖尿病腎症を治す薬も出てきました。

とはいっても、もちろん、糖質は摂りすぎないように気をつけてください。

コレステロール値が高い

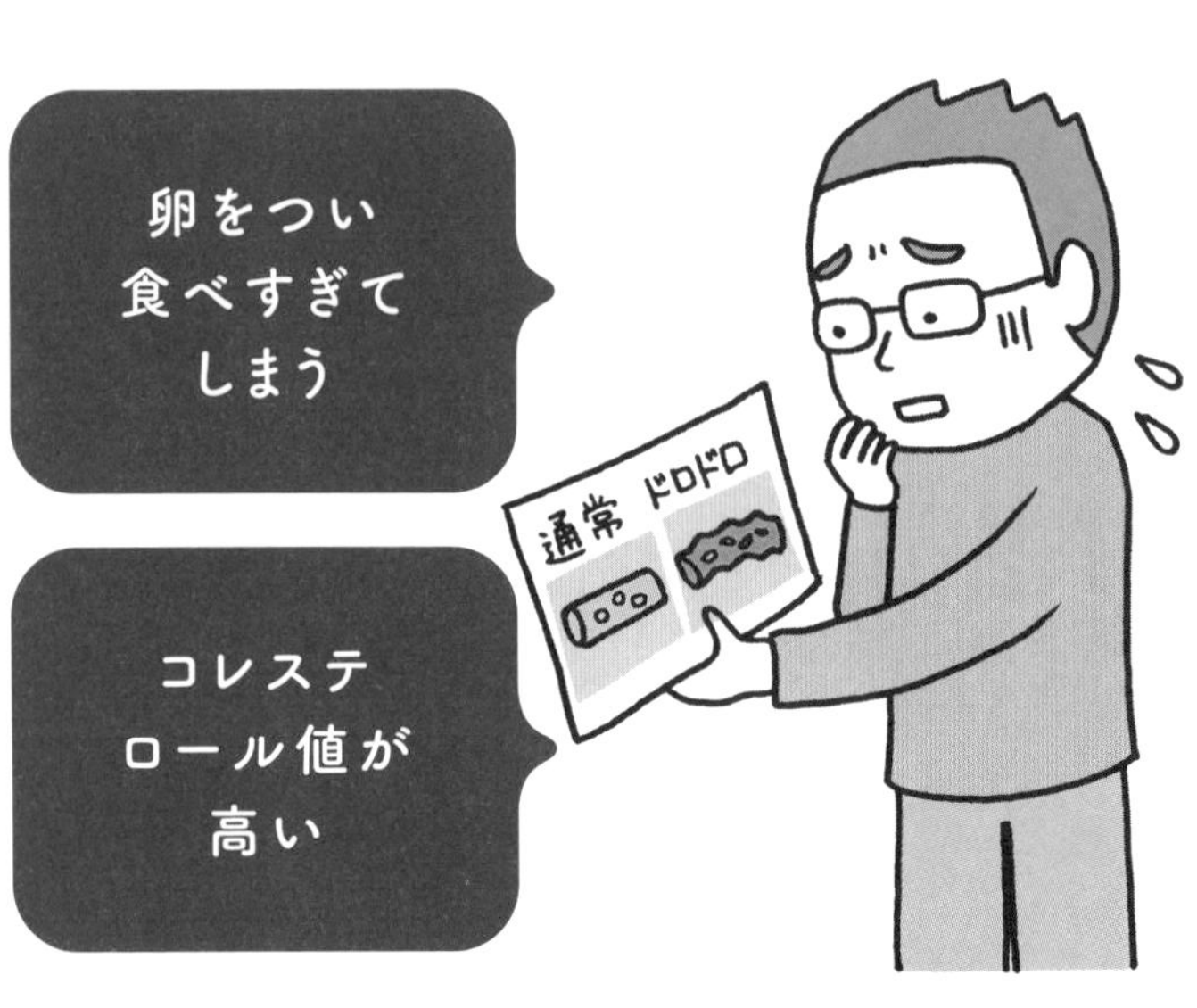
卵をつい
食べすぎて
しまう
コレステ
ロール値が
高い
通常
ドロドロ

動脈硬化がすすむと心筋梗塞や脳梗塞に

コレステロールは脂質の一種です。

コレステロール値が高いと動脈硬化が進行し、動脈硬化が進行すれば、心筋梗塞や脳梗塞など命に関わる病気の発生も増えます。

コレステロールには悪玉コレステロール（ＬＤＬ）と善玉コレステロール（ＨＤＬ）があります。ＬＤＬが高いほど健康に害を及ぼし、ＨＤＬが高いほど長寿になるといわれてきました。

しかし、最近すべてのＬＤＬが悪いわけで

よいコレステロール、悪いコレステロール

善玉コレステロール

- 組織に蓄積したコレステロールの除去、抗酸化作用、血栓予防作用、血管の内壁の維持、血液を固まりにくくする作用がある。
- 高い人ほど長寿。

悪玉コレステロール

- 血中に多く存在すると血管壁に沈着、蓄積し、血管の壁で炎症反応を起こして血管の内壁を傷つける動脈硬化が進行。それが、心筋梗塞や脳梗塞などの誘引となる。

コレステロールの真実

コレステロールの8～9割は体内の肝臓でつくられる。

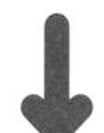

コレステロールの多い食品を食べても影響はない。

はないことがわかってきました。

酸化や糖化に気をつける

LDLで問題なのは2つです。糖化LDLと酸化LDLです。

私たちの体を老化させる糖化や酸化がコレステロールにも起きているのです。

変性したLDLコレステロールが血管の壁に溜まることが、動脈硬化を推し進めるのです。また、体の細胞に慢性的な炎症を起こしてがんを始めとする重大な病気を招くことにもなります。

だからコレステロールの多い食品に気をつける以前に、**糖化や酸化に注意することが大切**なのです。

卵はたくさん食べてもよい

食べ物で摂りすぎたコレステロールの量は、肝臓が調整するので、卵を1日1個に制限しなくてもよい。

【卵は栄養バランスのよい優秀食材】

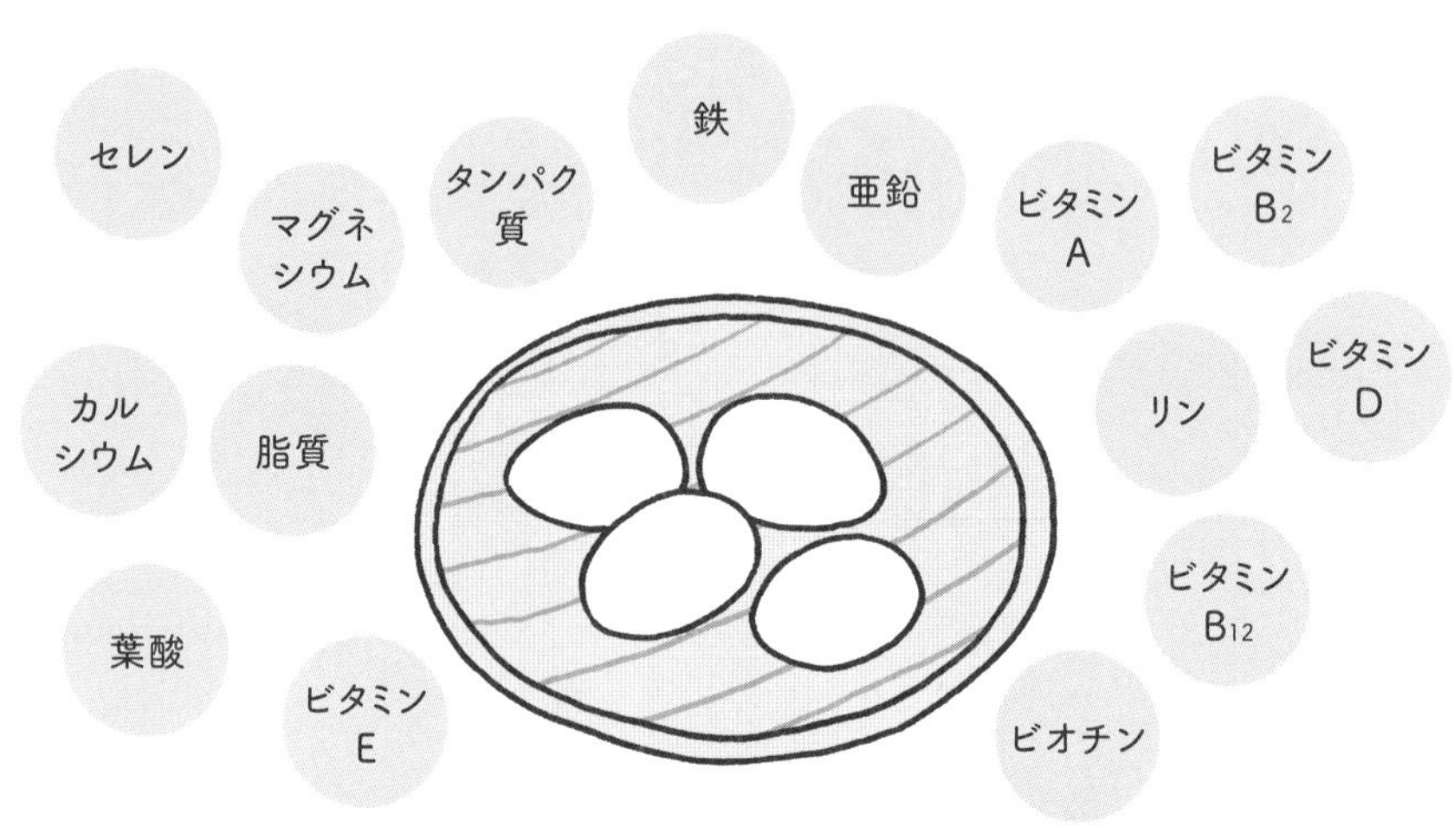

また、糖質制限をすると肉や脂質の食事量が増えてコレステロール値が高くなるといわれていますが、これは嘘。２０１２年発表の研究によれば、**糖質制限ダイエットをした場合は悪玉コレステロールの値が善玉コレステロールに対して相対的に低くなる**という結果が出ています。

また、コレステロールの８〜９割は体内の肝臓でつくられます。食物から摂取するのはわずかです。食物で入ってきたコレステロールの量によって、肝臓がつくる量のバランスをとるので、たとえば卵をたくさん食べたからといってコレステロールの値に影響が出ることはありません。

卵は栄養的にすぐれた食品ですので健常者なら１日１個、コレステロール値が高い人でも２日に１個は食べたほうがいいでしょう。

悪玉コレステロールを減らす鮭レシピ

サーモンのソテーきのこクリームソース

アスタキサンチン豊富な鮭を
おいしく食べる!

材料（2人分）
サーモン……2切れ
マッシュルーム
（4等分に切る）……4個
しめじ（小房に分ける）
……1パック
アスパラガス（斜め薄切り）
……2本
タマネギ（薄切り）……1/4個
塩、こしょう、薄力粉
……各少々
オリーブオイル、白ワイン
……各大さじ1

A
水、生クリーム……各80ml
顆粒コンソメスープの素
……小さじ1

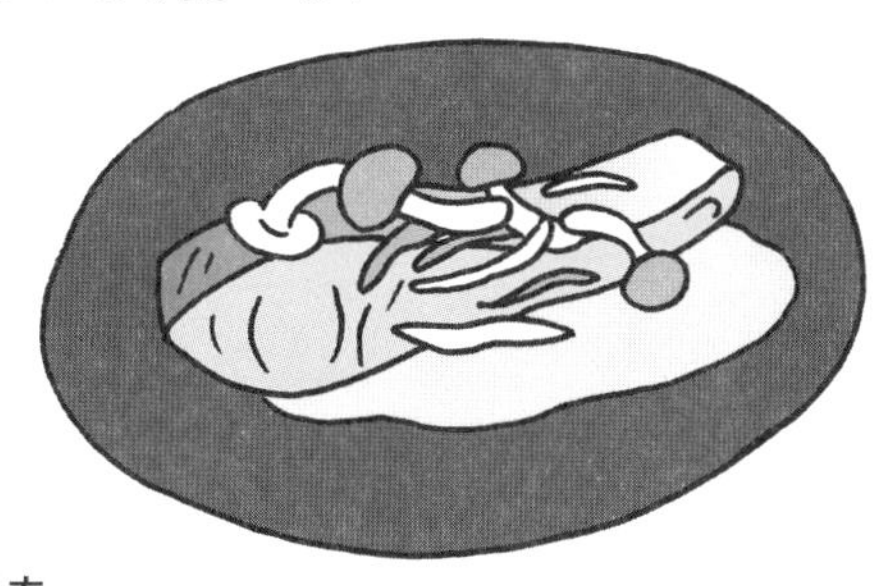

作り方
1 サーモンは軽く塩、こしょうをし、薄力粉を薄くまぶす。
2 フライパンにオリーブオイル小さじ2を熱し、1の両面を焼く。白ワインをふり入れ、ふたをして3分蒸し焼きにして、取り出して器に盛る。
3 同じフライパンに残りのオリーブオイルを熱し、野菜を炒め、軽く塩、こしょう（分量外）をふる。
4 Aを加え、途中混ぜながら5分煮詰め、サーモンにかける。

「アスタキサンチンはビタミンEの1000倍の抗酸化作用」

鮭の赤い色のもとはアスタキサンチンという天然色素です。アスタキサンチンにはビタミンEの1000倍といわれる抗酸化作用があります。悪玉コレステロールを減らす、がんを予防する、美肌をつくるなど、効果がたくさんあります。

アスタキサンチンが豊富なサーモンとポリフェノールが含まれたアスパラガスのレシピを紹介します。美肌づくりにもいいレシピです。ちなみに鮭にはDHAやEPAも含まれていますが、これらは皮のすぐ下に集中していますので、取り除かずに皮ごと食べるのがおすすめです。

抗酸化力をつけたい

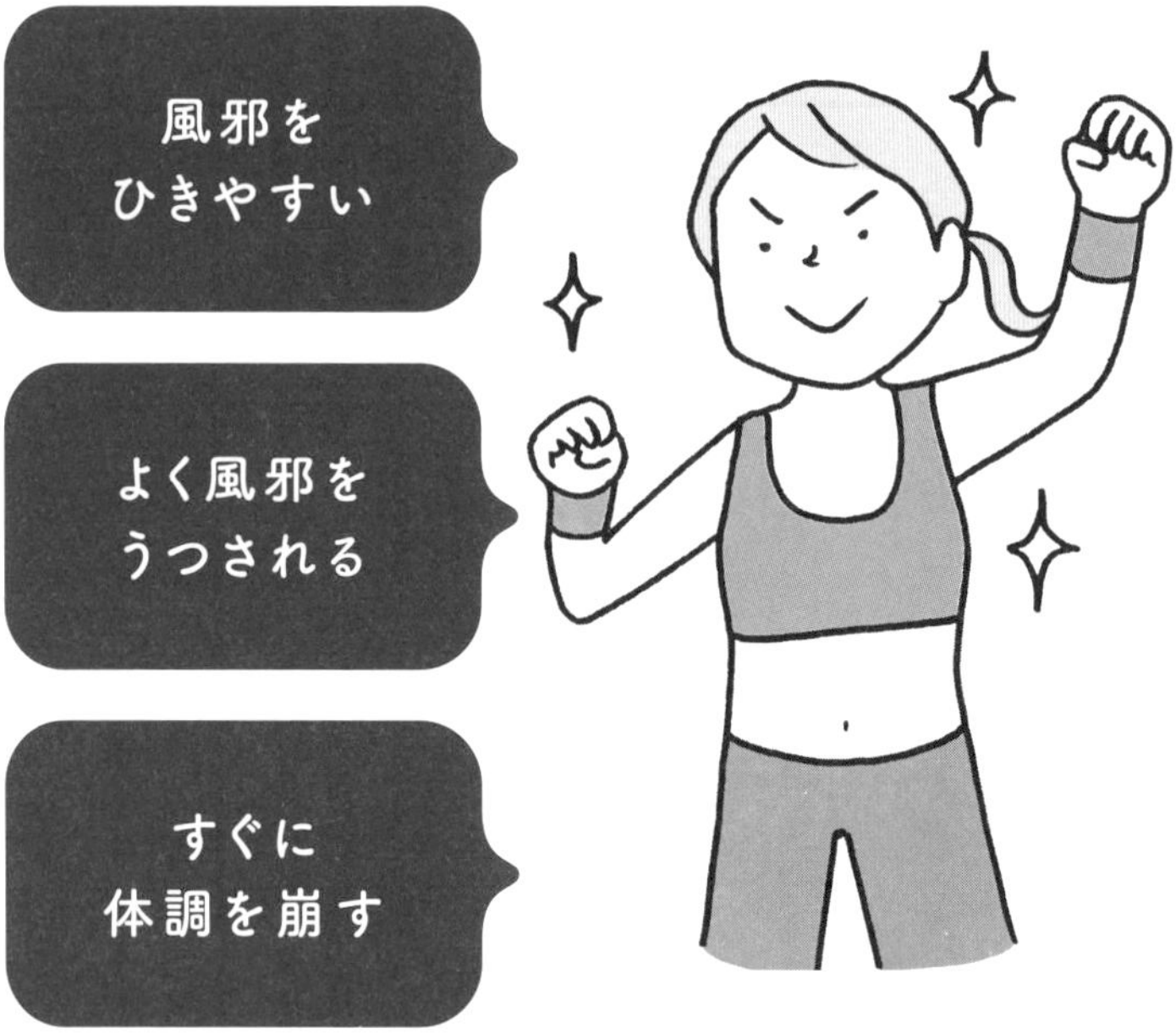

風邪を
ひきやすい

よく風邪を
うつされる

すぐに
体調を崩す

食品から抗酸化物質を摂る

第1章でもお伝えしたように酸化と糖化は同時に進行します。**アンチエイジングのためには、糖化を抑えるだけでなく、酸化を抑える努力も欠かせない**のです。

体には酸化を防ぐ抗酸化のシステムがあります。しかし、その活性は加齢とともに低下します。そこで食品から抗酸化物質を摂る必要があります。

抗酸化物質とは体内で活性酸素を防いでくれる物質の総称です。

抗酸化力をつけるポイント

❶「抗酸化力は加齢とともに低下する」と知る。

❷食品から「抗酸化物質」を摂る。

❸抗酸化物質の代表は「ビタミン」と「ポリフェノール」。

❹抗酸化力の強いカルノシンを摂る。

❺スパイスを料理に取り入れる。

どんなものがあるか紹介していきます。

代表的なものはビタミンとポリフェノールです。

抗酸化の強いビタミンはビタミンA、C、Eがあり、ビタミンACE（エース）と呼ばれます。

ビタミンAは油に溶けやすいビタミンで、大きく2つに分けられます。

レバーやうなぎ、チーズ、鶏の卵などに含まれる動物性のもの、緑黄色野菜などに含まれる植物性のものです。

どのような働きをするのでしょうか。

私たちの体内の細胞膜は脂質でつくられた二重の膜です。ビタミンAはこの脂質に潜んで抗酸化パワーを発揮します。

ビタミンAは油に溶けやすいため、ビタミンAを含む食材は炒め物で食べるとよいといわれますが、高温で加熱するとAGEが増え

食品からビタミンやポリフェノールを摂る

ビタミンやポリフェノールが入った食品

ビタミンA

モロヘイヤ、ニンジン、ほうれん草、鶏レバー、パセリ

ビタミンC

パプリカ、ブロッコリー、モロヘイヤ、キウイフルーツ

ビタミンE

ナッツ類、ほうれん草、ブロッコリー、卵、はまち

ポリフェノール

赤ワイン、ウコン、大豆、ブルーベリー、タマネギ

ます。ゆでてオリーブオイルなどの植物油を使ったドレッシングで食べるといいでしょう。

ビタミンCは水に溶けやすいビタミンです。果物や野菜、いも類に含まれています。なかでも、果物ではキウイフルーツに、野菜ではブロッコリーやパセリなどに豊富です。

ビタミンCは熱に弱いので生のままか、さっと下茹でして食べましょう。余分に取っても体に溜まらず、尿から排出されます。毎日補う必要があります。

ビタミンEもA同様に油に溶けやすい性質があります。細胞膜の脂質に潜んで、活性酸素の害から細胞を守ります。

ビタミンEはナッツ類やキャノーラ油、サフラワー油のような植物油、モロヘイヤやアボカド、落花生などに含まれます。

ポリフェノールの抗酸化作用については49

スパイスはほとんどが抗酸化作用をもっている

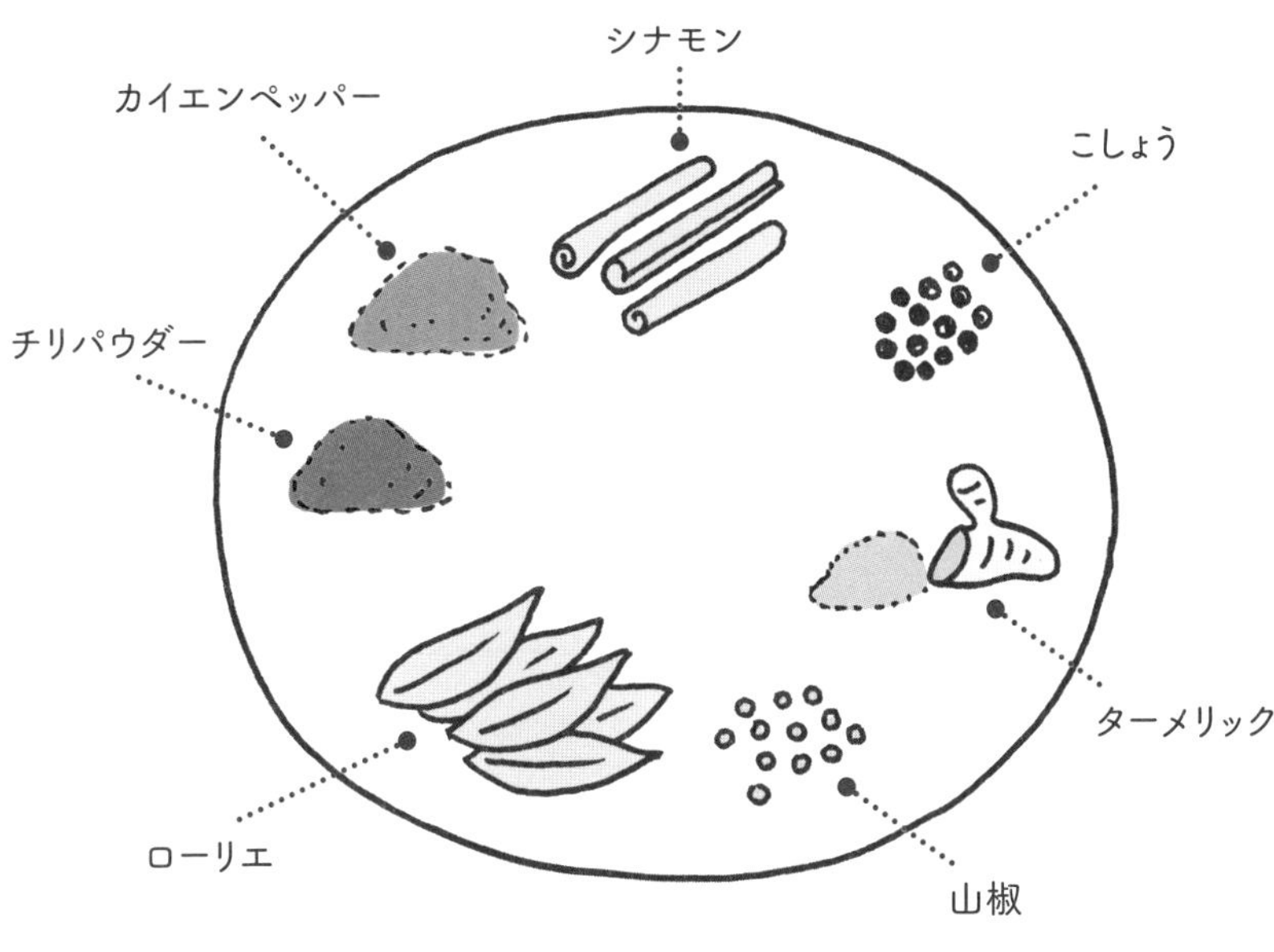

ページで紹介していますので、参考にしてください。

カルノシンには強い抗酸化力がある

また、カルノシンやスパイスにも抗酸化作用があります。

カルノシンはうなぎや鶏肉、マグロなどに含まれ極めて強い抗酸化力をもっています（40ページ参照）。

ほとんどのスパイスには抗酸化作用があります。こしょうや山椒、ターメリック、パプリカ、カイエンペッパー、チリパウダー、ローリエなど一般的なスパイスもほとんどが抗酸化作用をもっていると考えてよいでしょう。積極的にいろいろ試してみましょう。

がんを予防したい

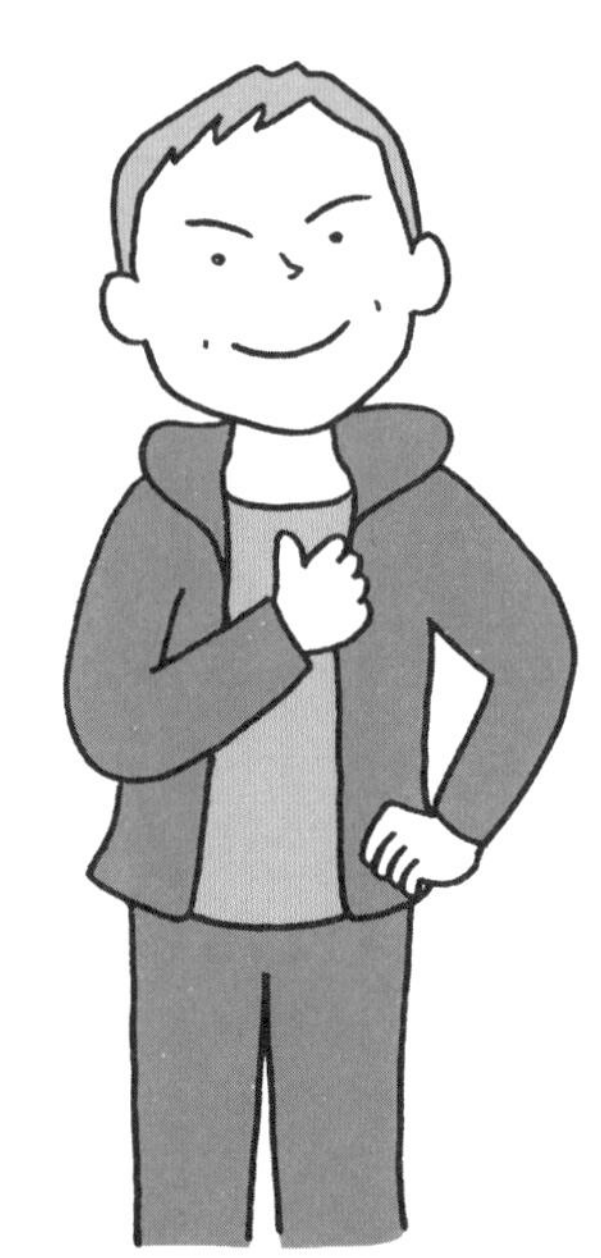
2人に1人は
かかるといわれる
がんが心配
がんを
予防したい
がんのリスクを
避けたい

正しい検査で早期発見をする

いまは、日本人の2人に1人ががんになる時代です。4人に1人はがんで亡くなるといわれています。がんで死なないためには、いかに超早期でがんを見つけて治療するかが鍵を握っています。

ならば、「人間ドックを毎年受ければよいか」というと、そう単純ではありません。

人間ドックを受けていても、がんで命を失う人があとを絶たないのです。なんでもいいから人間ドックを受ければいいわけではない

発がん性の疑われる食品を避ける

アクリルアミドの多い食品

ポテトチップス

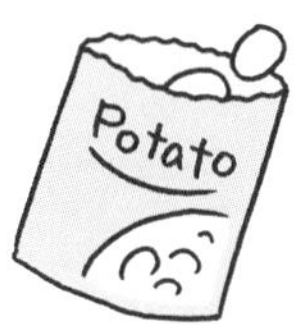

フライドポテト

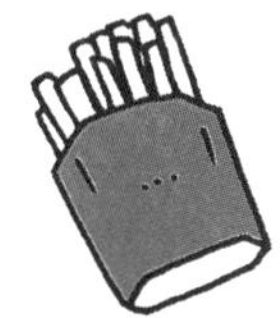

アクリルアミドは100種類以上のAGEの中でも超悪玉。発がん性が疑われている。

ピンクで長持ちの加工肉

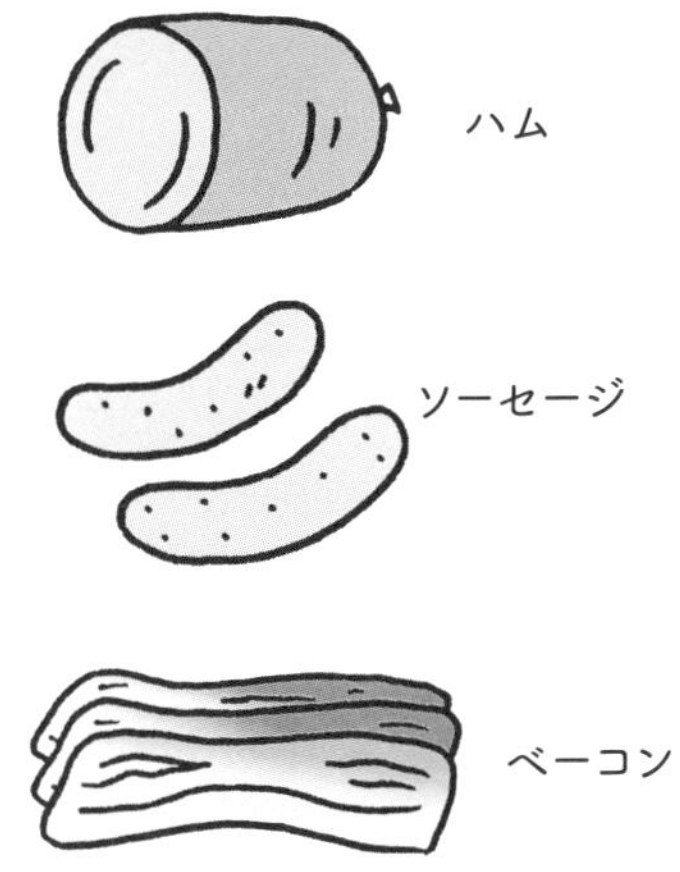

見た目がピンク色で長持ちする加工肉は食べないのが賢明。

ということです。がんを早期発見するために**受けるべき検査を自分で選択し、確実にがんを発見していくことがもっとも重要**です。

毎年受けるべき検査は、血液検査、尿検査、血圧測定。これらは健康診断として受けます。そのほかに首から下腹部までのCTで輪切りにして見る。胃と腸は内視鏡で粘膜を直接見る。これでほとんどのがんはカバーできます。

検診については、拙著『人間ドックの9割は間違い』（幻冬舎新書）に詳しくまとめましたので、気になる方は参考にしてください。

がんにならないために、もうひとつ普段からできることがあります。生活習慣を見直すこと、特に食事に十分気を配ることです。

もっとも大切なのは、抗AGEの食事を摂ることです。がんとAGEも密接な関係があります。

食品中のアクリルアミド

【食品中のアクリルアミドの最小値と最大値】

食品名	最小値～最大値（単位はμg／kg）
ポテトチップス	467～3544
フライドポテト	512～784
ビスケット、クラッカー	53～302
朝食用シリアル	113～122
トウモロコシチップ類	117～535
食パン、ロールパン	9～30
チョコレートパウダー	104～141
コーヒーパウダー	151～231

国立医薬品食品衛生研究所調べ

遺伝情報を伝えるDNAにAGEが蓄積するとがんのきっかけになります。また、AGEはがんの転移にも関係しています。がんにならないためには抗AGEの食生活を送ることが有効です。

発がん性の疑いのある食品は口にしない

AGEは100種類以上ありますが、なかでも超悪玉がアクリルアミド。アクリルアミドは国際的ながんの研究機関から、発がん性に関して悪い意味でのお墨付きをもらっている物質です。じゃがいもやとうもろこしなどの糖質を多く含む食品を高温で加熱すると、生まれます。フライドポテトやポテトチップスには桁違いに含まれています。極力食べな

『脳が若返る15の習慣』

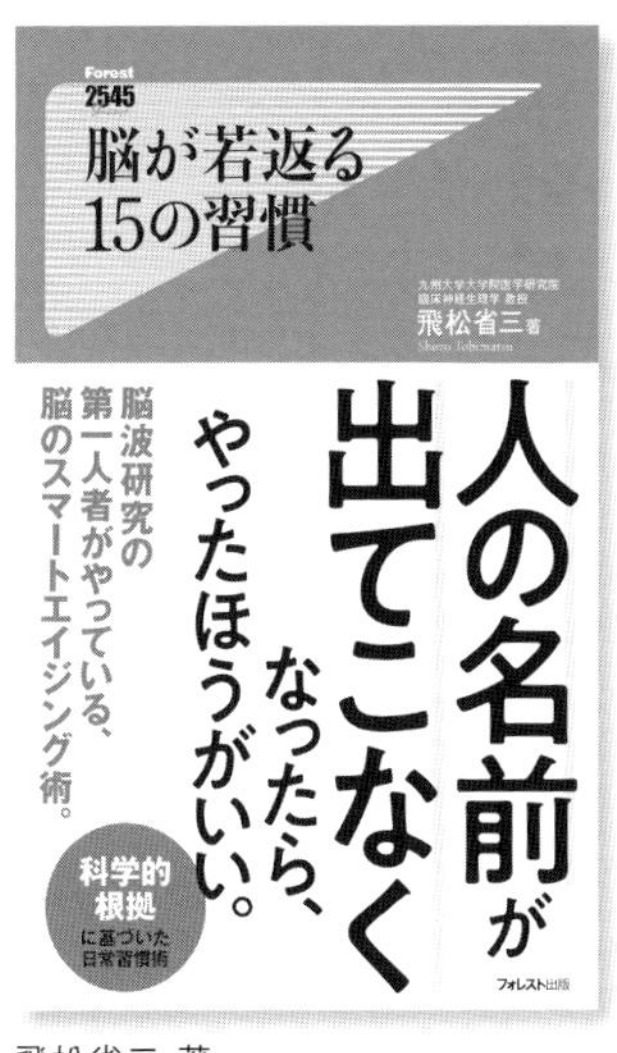

飛松省三 著

定価 本体900円 +税

人の名前が出てこなくなったら、やったほうがいい

脳波研究の第一人者がやっている、脳のスマートエイジング術

科学的根拠にもとづいて、脳の老化をとめる!

「最近、物忘れがひどくなった」「人の名前がすぐに出てこない」「昨夜食べたメニューが思い出せない」……そのままにしておくと、あなたの脳の老化はどんどん進んでいきます。早い人だと、40代からその兆候が出てきます。では、脳の老化の進行を防ぐ方法がないのか? いや、あるんです! 脳の老化の進行を抑えるだけでなく、脳を活性化させて若返らせる画期的な方法が! 画期的な方法といっても、特別な薬や医療機器は必要ありません。あなたの毎日の行動や習慣をちょっと変えるだけ。本書では脳波研究の第一人者である著者が実践する脳を若返らせるちょっとした日常習慣術を厳選してご紹介します!

今すぐ手に入る！

『老化をとめる本』

読者無料プレゼント

動画ファイル Dr.牧田が明かす 老化する人、しない人

老化する人、しない人は一目見ただけでわかると、本書の著者・牧田善二氏は言います。

今回の読者無料プレゼントでは、老化物質AGEの専門家であり、アンチエイジングのプロである牧田氏が、「男性は食べ方、女性は行動に老化するかどうかが出る」といった興味深いお話を皮切りに、老化しないための思考や行動のポイントをわかりやすく解説します。

どうぞお楽しみください！

※無料プレゼントは、ホームページ上で公開するものであり、CD・DVD、冊子などをお送りするものではありません
※上記無料プレゼントのご提供は予告なく終了となる場合がございます。あらかじめご了承ください

この無料プレゼントを入手するにはコチラへアクセスしてください

http://frstp.jp/age

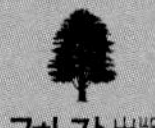

野菜を食べる

目標は1日350g

1日に小鉢5つが目安

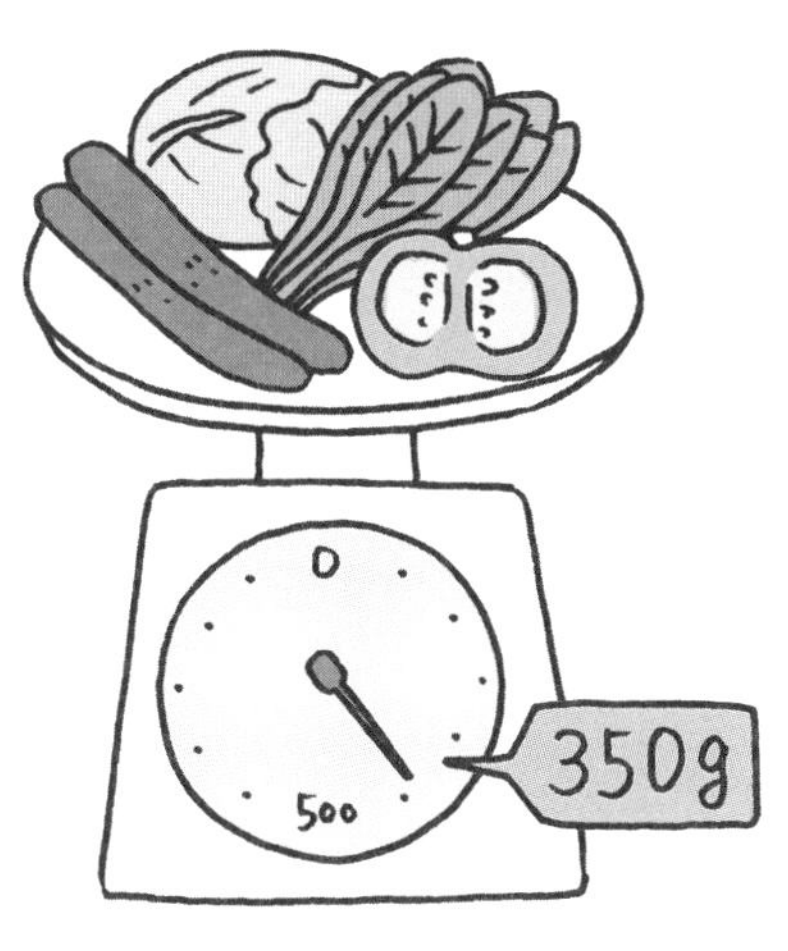

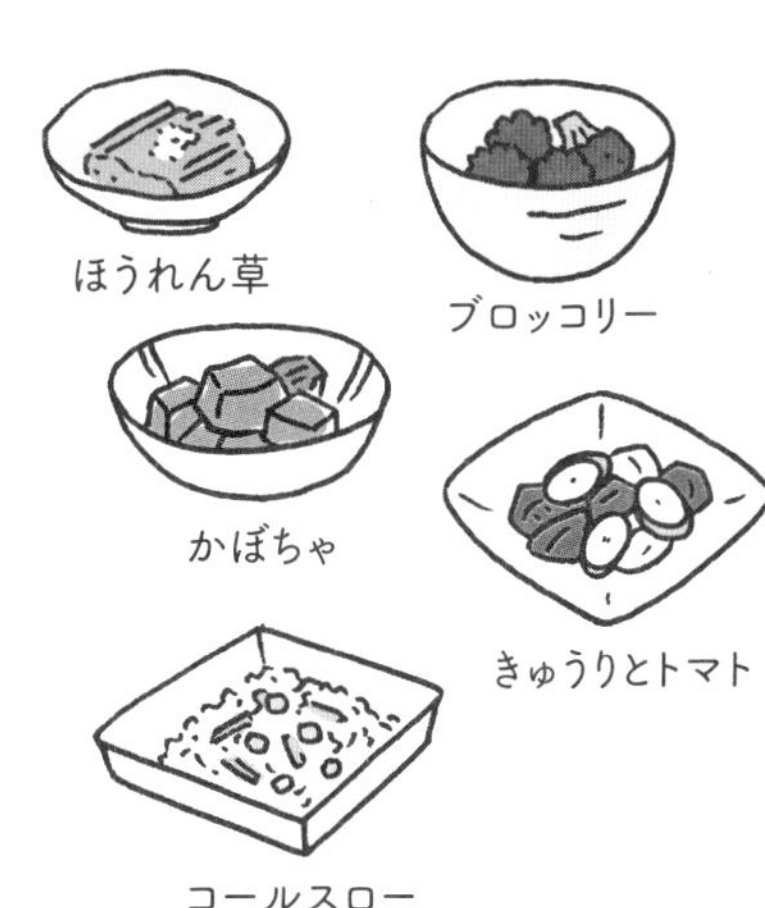

いようにしましょう。

ハムやソーセージ、ベーコンなどの加工肉は発がん性があるとＷＨＯ世界保健機構によって発表されています。亜硝酸塩や防腐剤が含まれているものは口にしないのが賢明です。

できるだけ食べたいのは野菜。野菜にはビタミンとミネラル、食物繊維が多く含まれています。ビタミンやミネラルは私たちの体の生理機能を整えてくれます。食物繊維は便の量を増やしたり腸内細菌の餌となって腸の働きを整えてくれます。腸の流動性を高めることで、発がん物質の曝露が減少します。

野菜の摂取量は１日３５０ｇが推奨されます。定食についてくる小鉢は大体70ｇ。

小鉢なら１日５つが目安になります。ゆでた野菜は量が多く摂れますので、生野菜と両方バランスよく摂るといいでしょう。

集中力が続かない

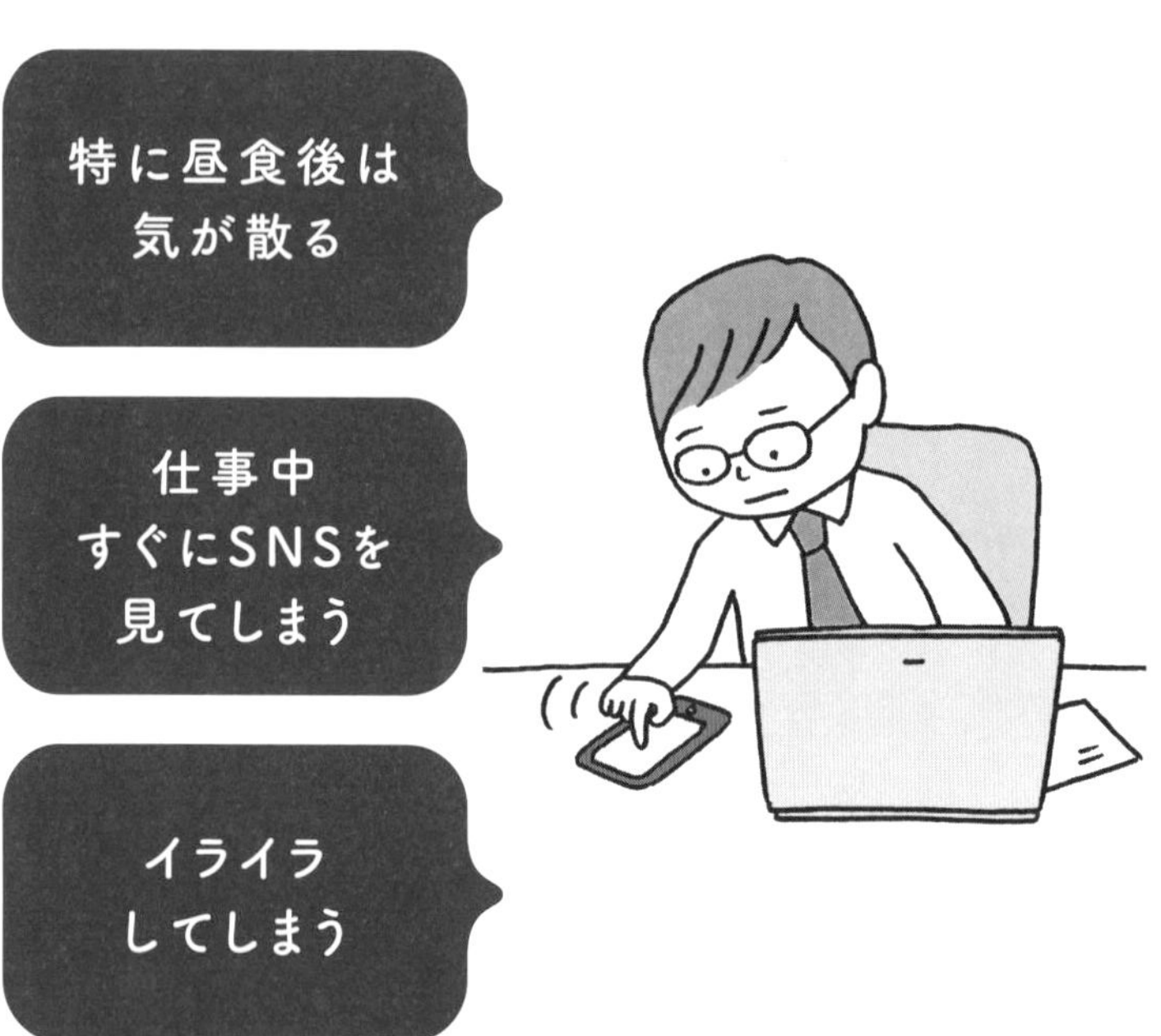
特に昼食後は
気が散る
仕事中
すぐにSNSを
見てしまう
イライラ
してしまう

甘いものの摂りすぎが原因かも

「最近集中力が続かない」場合、もしかしたら反応性低血糖かもしれません。

42ページでも紹介しましたが、通常血糖値が上がると、すい臓からインスリンが放出されます。インスリンが放出されると血糖値が抑えられて糖尿病にならずにすみます。

普通、血糖値の値と放出されるインスリンの量は平行線のようになります。血糖値が上がれば、インスリンの数値も上がる状態になるのです。しかし、**たえず甘い缶コーヒーや**

「食べ方」を変えてみる

昼食を抜く		昼食は食べる
昼食に麺類	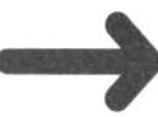	野菜、海藻類、肉、魚を中心に食べる
ざるそばを食べる		天ぷらそばにする
牛丼を注文する	→	定食にする
一度にドカ食い	→	ちょこちょこ食べる

お菓子などで糖質を摂り続けているとインスリンの放出が遅れがちになります。

健康な人は液体の糖質を摂った場合、約30分後にはインスリンが出ます。しかし、糖質を摂り続けていると、すい臓が弱ってインスリンがなかなか出なくなります。その間も血糖値が上がります。すると、慌ててインスリンが大量に出ます。今度は血糖値を下げすぎてしまうのです。

血液中の糖質は生きていく上で欠かせないエネルギー源です。この数値が下がってしまうことでさまざまな害が起こります。

できるだけ血糖値を上げない食べ方をする必要があります。「何を食べるか」「どう食べるか」を常に意識し、上記のようにちょっと「食べ方」を変えてみてください。集中力にも変化が見られるでしょう。

認知症が心配

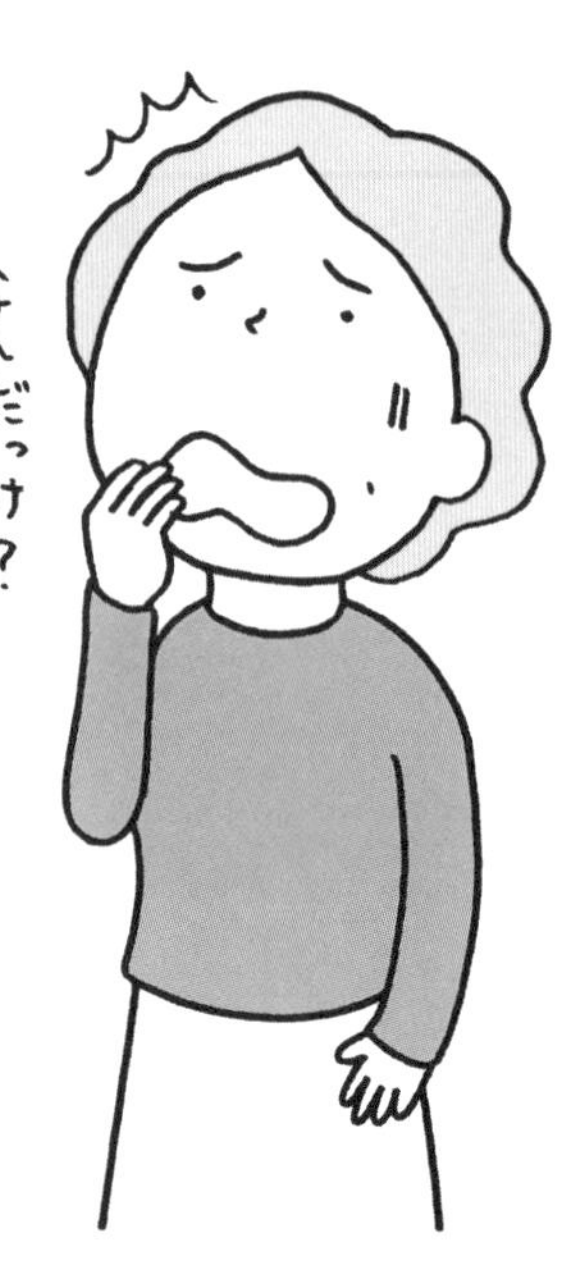

物忘れが多い

人の名前が思い出せない

認知症が心配

海馬の萎縮度を調べるVSRAD解析を受ける

脳の老化が引き起こすのは認知症です。認知症とは、「生後いったん正常に発達した種々の精神機能が慢性的に減退・消失することで、日常生活・社会生活を営めない状態」のことをいいます。認知症の原因としてアルツハイマー病がもっとも多いとされます。これをアルツハイマー型認知症といいます。その患者数は年々増えています。**多くは遺伝子的な変異によらない孤発性アルツハイマー病で、生活習慣が少なからず影響**しています。

VSRAD解析を受ける

脳のMRI検査に最新のソフトを加えると、VSRAD解析ができ、VSRAD解析によって海馬の萎縮度を調べることができる。

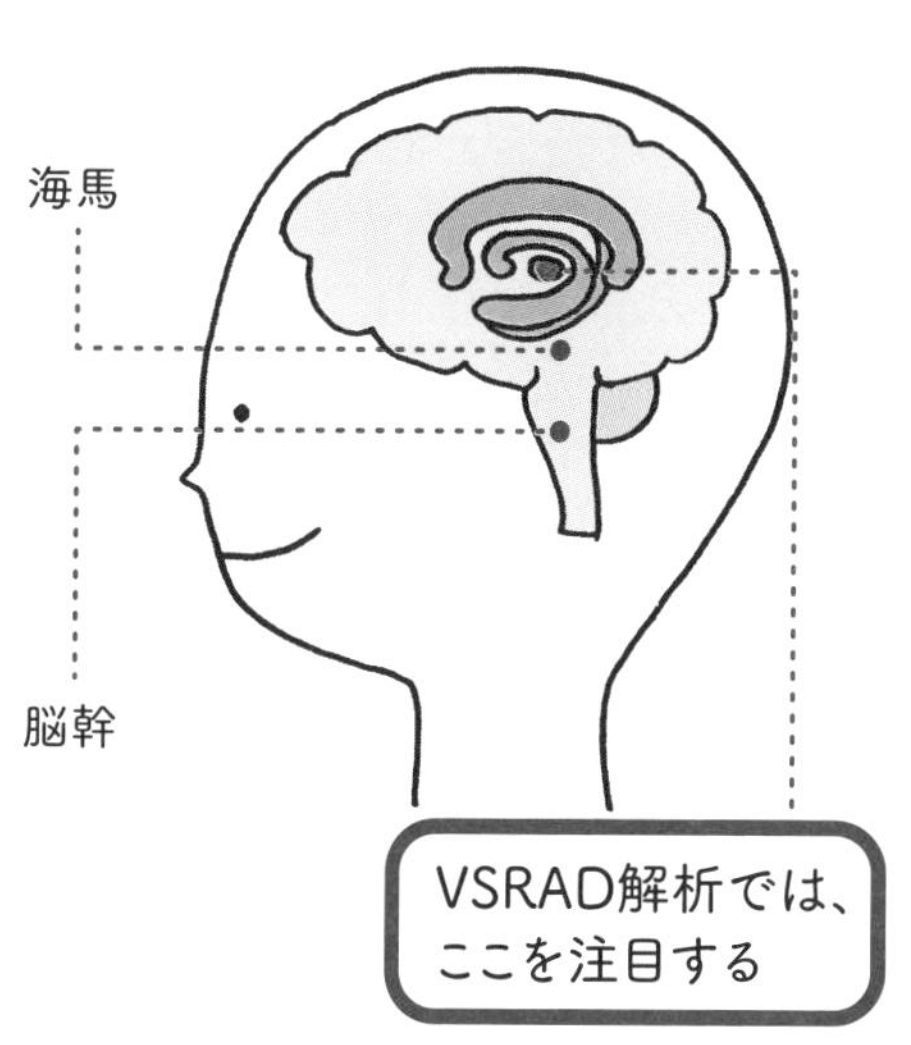

海馬
脳幹
VSRAD解析では、
ここを注目する

【結果】
- 0～1　関心領域※内の萎縮はほとんど見られない
- 1～2　関心領域内の萎縮がやや見られる
- 2～3　関心領域内の萎縮がかなり見られる
- 3～　関心領域内の萎縮が強い

※関心領域＝海馬

【治療方針】
- 0～1　認知症（＝アルツハイマー病）の心配はない。
- 1～2　ちょっと危ないのでできれば予防のサプリメントを服用する。
- 2～　かなり危なく、認知症予防の薬を服用すべきか否か認知症専門医を受診する。

脳は１０００億個といわれる神経細胞の塊です。健康な人の脳にも存在しているタンパク質にアミロイドがあります。アルツハイマー病はアミロイドが神経細胞の外側に沈着するという特徴があります。それが集まって巨大なアミロイド繊維をつくるとシミのように見えることから老人斑と呼ばれます。老人斑には、大量のＡＧＥが含まれています。これ以外にもアルツハイマー病とＡＧＥとの関わりを示す状況証拠が既に出てきています。

今後、アルツハイマー病の発生のメカニズムが解明されれば、ＡＧＥとの関わりはもっとはっきりしてくるかもしれません。

また、血糖値が８００を超えると、命の危険にさらされますが、さらに、心疾患、脳疾患、認知症という病気にかかる率も大きく押し上げます。**認知症予防のためにも、血糖値**

脳にいいこと

イチョウ葉エキス	イチョウ葉エキスが認知症予防に効果があるという論文がある。イチョウ葉エキスによって海馬の萎縮度が改善する。
ポリフェノール	赤ワインなどに含まれるポリフェノールには、認知症予防効果がある。
カルノシン	鶏のむね肉に多いカルノシンという成分は、抗糖化作用があることがわかっている。認知症予防効果も期待できる。
DHA/EPA	青魚などに含まれるDHA/EPAは、記憶力の向上や認知症予防効果が期待できる。

をコントロールする必要があります。

アルツハイマー型認知症は、脳の中心付近にあって記憶を司る「海馬」から萎縮が始まるといわれます。物忘れが気になり、海馬の萎縮度を調べるためには、VSRAD解析が必要です。脳のMRI検査に最新のソフトを加えると、VSRAD解析ができます。**脳の検査を受ける場合は、VSRAD解析ができるかを事前に確認**しましょう。

その結果によって、私は治療方針を決めています。1~2のとき、私のクリニックでは、認知症の予防のためにイチョウ葉エキスのサプリメントを飲んでもらいます。

イチョウ葉エキスで認知機能が改善

認知症を予防するカルノシンたっぷり鶏レシピ

ゆで鶏の香味だれ

低温調理でAGEを抑えるのがコツ

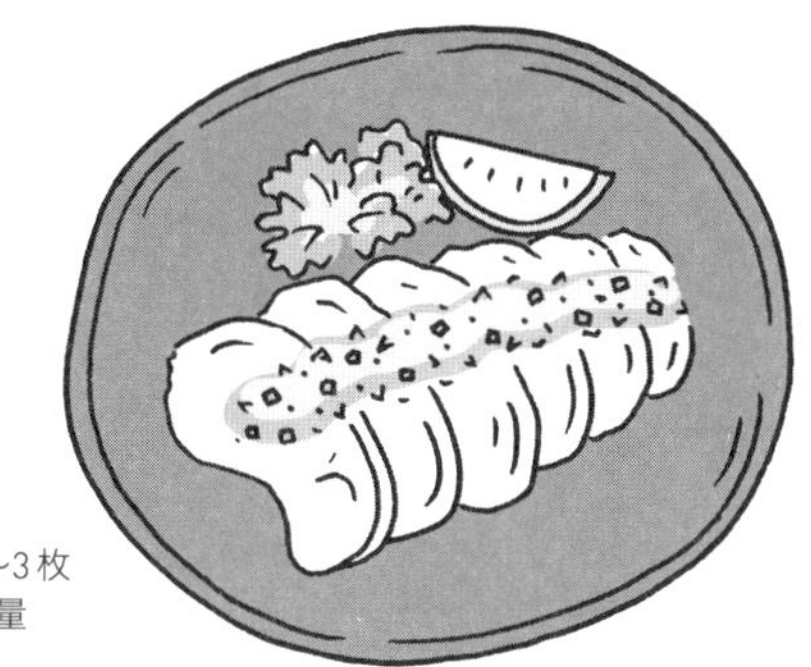

材料（2人分）
鶏むね肉……1枚
しょうが（薄切り）……2〜3枚
長ねぎ（青い部分）……適量

A
しょうが（みじん切り）……1かけ
みょうが（みじん切り）……1個
香菜（みじん切り）……3本
ゴマ油、レモン汁、ナンプラー
……各大さじ1
みりん……小さじ1

作り方（1人分298kcal）

1 鍋に鶏肉、しょうが、長ねぎ、たっぷりの水を入れて中火にかける。沸騰したらアクを取り除き、弱火にして8分加熱し、火を止めてそのまま粗熱をとる。
2 Aに1のゆで汁大さじ2（分量外）を加えて混ぜる。
3 1を切り分けて器に盛る。2をかけてお好みで香菜とレモンを添える。

10年以上も前に**イチョウ葉エキスが認知症予防に効果がある**という論文が出ています。私自身もずっと飲み続けていますし、私の患者さんではイチョウ葉エキスを飲み始めてから、検査の数値が改善した方が多くいます。数値が2を超える場合には海馬の萎縮が見られますので、必ず専門医にかかるようにします。いまでは認知症予防の薬が4つも出ています。怖がらずに病院に行きましょう。

イチョウ葉エキスのほかにも脳にいいとされる食べ物があります。ポリフェノールやEPA、カルノシンなどです。特にカルノシンは注目されており、抗AGE作用があり、認知症予防も期待できます。鶏肉の特にむね肉に多く含まれています。おいしく食べられるレシピを紹介しますので、試してみてください。

第2章 まとめ

- ☐ 血糖値を上げるドカ食いはやめる。
- ☐ ポリフェノールで動脈硬化のリスクを下げる。
- ☐ 炭水化物は食事の最後に食べる。
- ☐ 健康診断を正しく受ける。
- ☐ 発がん性が明らかなものは食べない。
- ☐ 飲酒の理想は週に100g（ワインなら8杯くらい）。
- ☐ 血糖値が上がらない生活が老いないコツ。
- ☐ 夜は主食をやめる。

第 3 章

男性の不調、女性の悩み

EDはどうして起こるの？

EDで満足な性交ができない

有効な勃起が得られない

勃起状態が維持できない

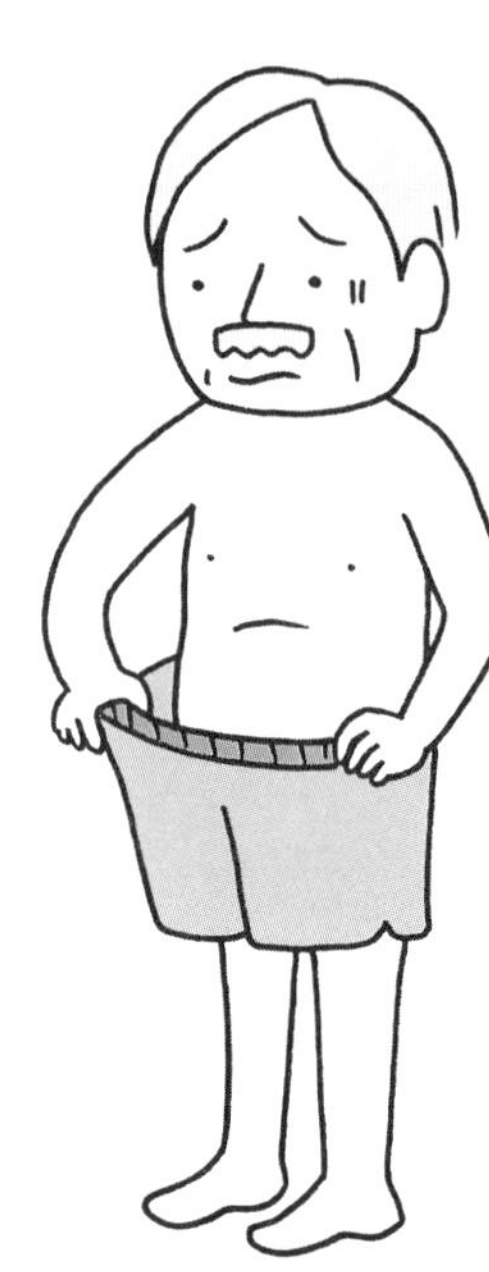

EDは加齢と動脈硬化が原因

勃起は「脳が性的刺激を感知すると神経を通って陰茎に信号が伝わる。陰茎動脈に血液が送られて陰茎がふくらむ」というプロセスで起こります。ところが、**老化によって動脈硬化が進んでくると、血流が悪くなり、十分な血液が届かず**に、勃起しなかったり、勃起しても硬さが足りない、ということが起こるのです。これが、ＥＤ（勃起不全）です。

動脈硬化は、動脈をつくっているコラーゲンというタンパク質にＡＧＥが溜まることで

EDは全身の血管障害の兆し

EDとAGEの関係

Point1 EDは全身の血管障害の兆しを表している

Point2 AGEの蓄積が勃起に必要な一酸化窒素を減少させる

解決策は

❶AGEを下げる食生活を送る
❷抗酸化物質を摂る
❸適度な運動をする

起こります。EDの予防にはAGEを防ぐ生活が必要です。

EDは男性の更年期障害の症状のひとつです。私はこの更年期障害は人間の健全な種の継続のために必要な現象ではないかと考えています。動物が種を存続していくことはもっとも大事です。種の存続のためには生殖行動が鍵となります。理想は若い男女が結ばれて子どもをつくることです。そのためには若い女性は若い男性を好きになり選ぶ必要があります。まちがっても年寄りの男性を選ばないことが大事です。だから、男性は年をとると男性ホルモンが減少して、女性から見て魅力的なはつらつさや前向きな明るい性格を失い、EDに陥っていくのです。そうなったほうが種の保存に有利だからです。

EDの治療については次項目で説明します。

男性の更年期障害って知っていますか

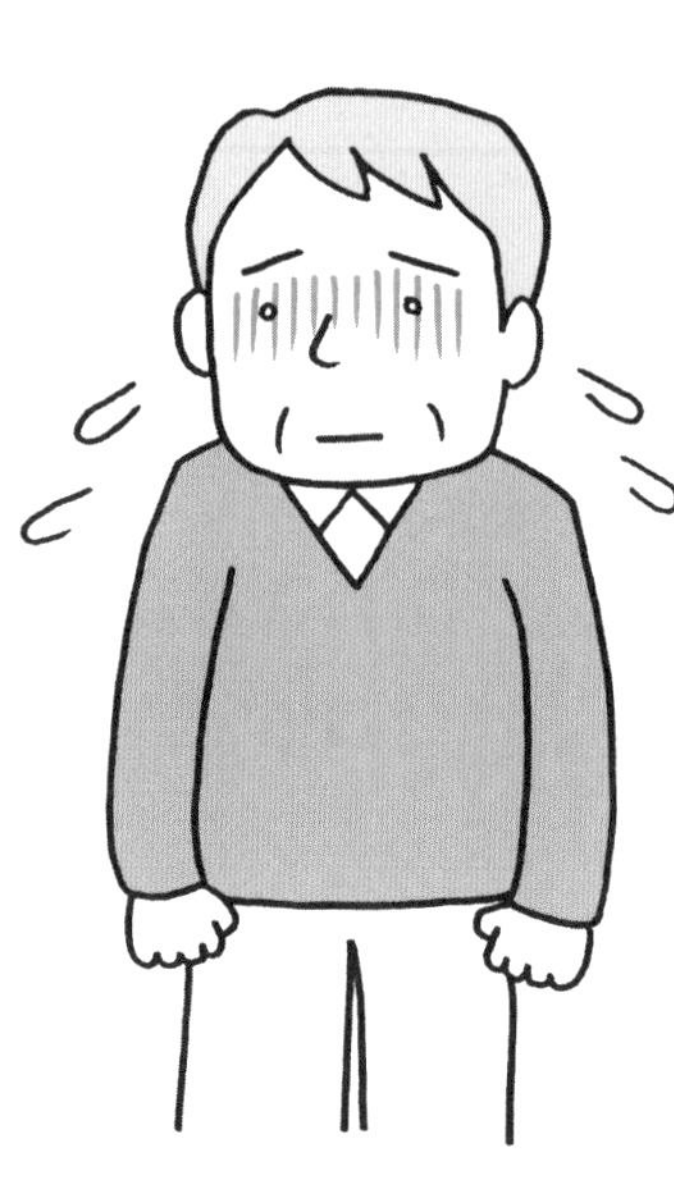
男性の更年期
障害って何？
最近、
理由なく気分が
落ち込む
集中力が
なくなってきた

男性ホルモンのテストステロンは50代では20代の半分に激減

男性の更年期障害は、新しく「LOH症候群」と名付けられ注目を集めています。新しく見つかった男性に起こる重要な病気ですが、治すこともできます。男性ホルモンのテストステロンの分泌が年齢を重ねると減っていくことは、以前よりわかっていました。**50代では、テストステロンの血中濃度は20代の半分くらいに減少してしまうのです。**

それが原因で、男性にも女性同様、更年期障害が起こることも明らかになってきました。

男性ホルモンは加齢によって減少する

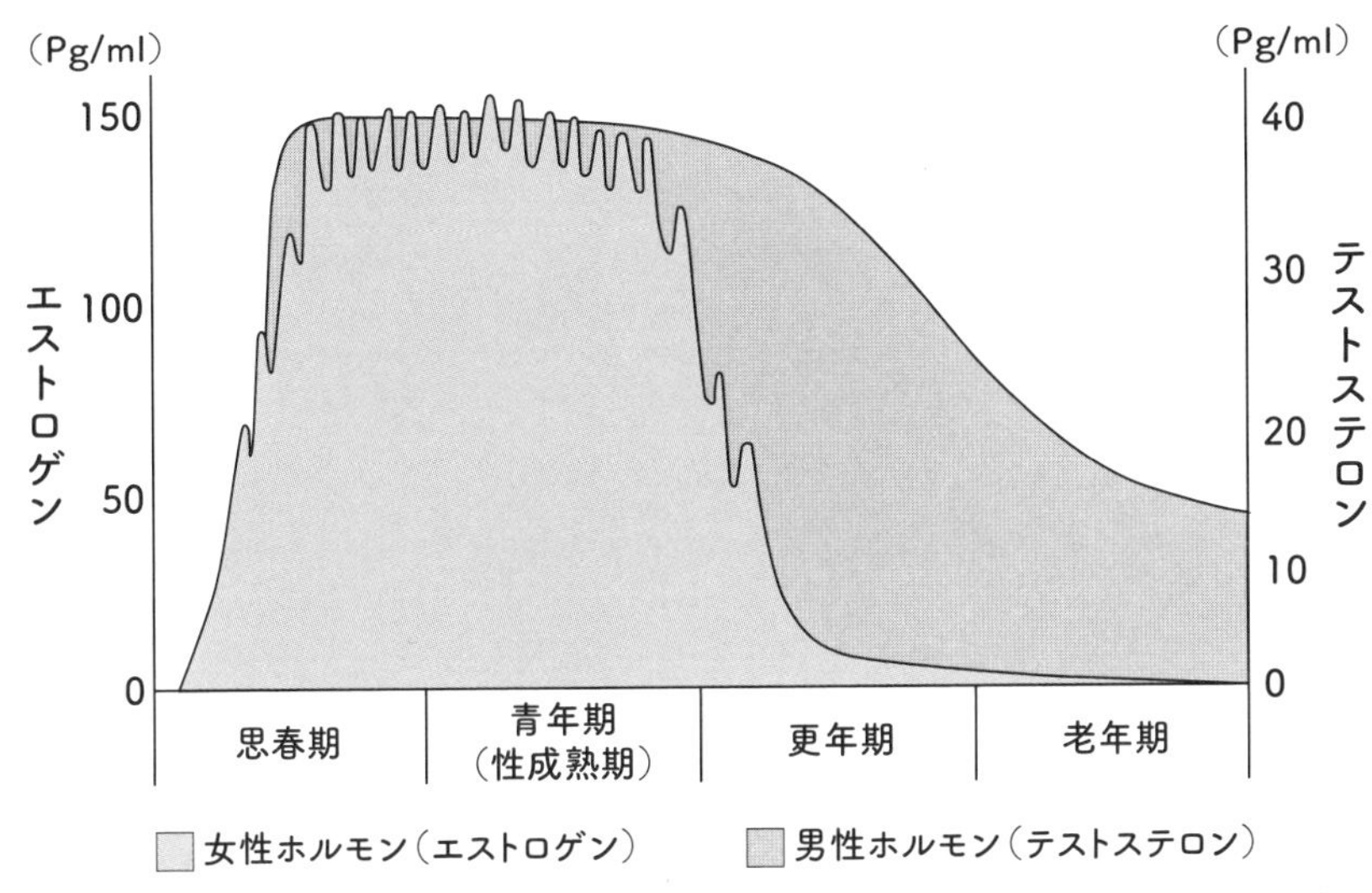

種部恭子男女共同参画会議重点方針専門調査委員（医療法人社団藤聖会女性クリニックWe!TOYAMA院長）提供資料、日本参科婦人科学会編著「HUMAN+」より内閣府男女共同参画局にて作成したグラフを基に作成。

しかし、その症状は女性の場合とはまったく異なっています。そもそも、男性が男らしく活発に振る舞い、前向きに頑張れるのはテストステロンの働きによります。

その源ともいえる物質が年齢とともに確実に減少してしまうのですから、元気がなくなり気持ちも沈んでいきます。具体的には、抑うつ状態、不安感、集中力低下といった精神心理障害に悩まされるようになります。肉体的にはＥＤが現れます。このことが、さらに自信を失わせ、ますます落ち込んでいきます。男性の更年期障害も、なかなか深刻です。

かつては、「活力が低下したとしても、それは年齢のせいでどうにもならない」と片づけられていました。しかし、いまは不足している男性ホルモンを補うことで「若返る」ことが可能になってきました。

男性ホルモンの減少による症状

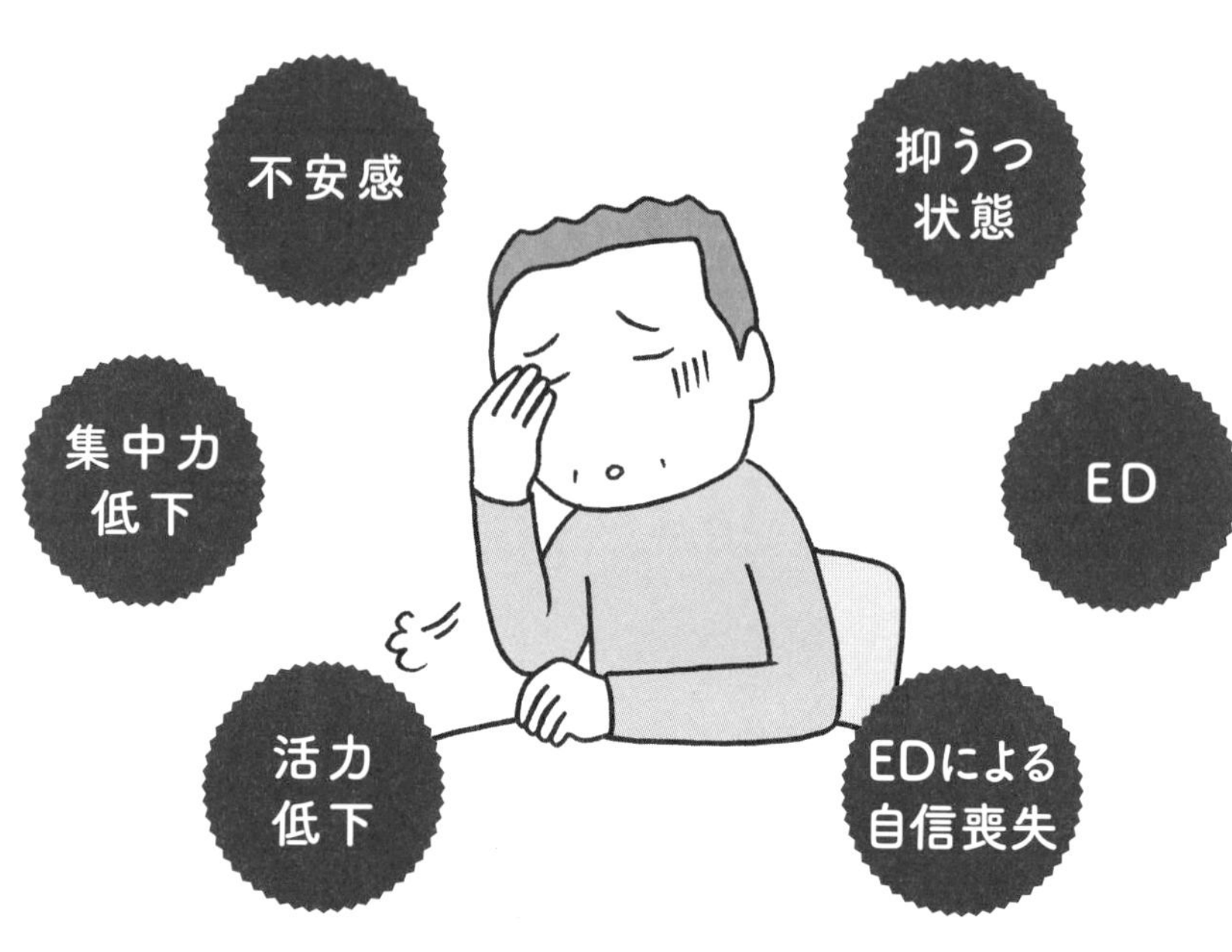
不安感
抑うつ状態
集中力低下
ED
活力低下
EDによる自信喪失

その方法は、クリーム状の男性ホルモン薬を陰嚢(いんのう)の裏側に塗るというものです。テストステロンは睾丸でつくられるので、陰嚢に塗ることによって高い効果が得られるのです。

ホルモン補充でやる気がアップ

週1度程度注射で補う方法もありますが、クリームなら誰でも簡単に用いることができるので、私はこちらをおすすめしています。

ちなみに、飲み薬はありません。ホルモンは口から摂取すれば胃で分解されてしまうために、飲み薬はつくれないのです。

私のクリニックでは、男性の患者さんに気持ちの落ち込みやＥＤなどがあるかを尋ね、「イエス」と答えた人については「遊離テス

気持ちの落ち込み、EDの有無

不足している男性ホルモンを補うことで「若返る」ことが可能になってきている。方法はクリーム状の男性ホルモン薬を陰嚢（いんのう）の裏に塗るというものだ。

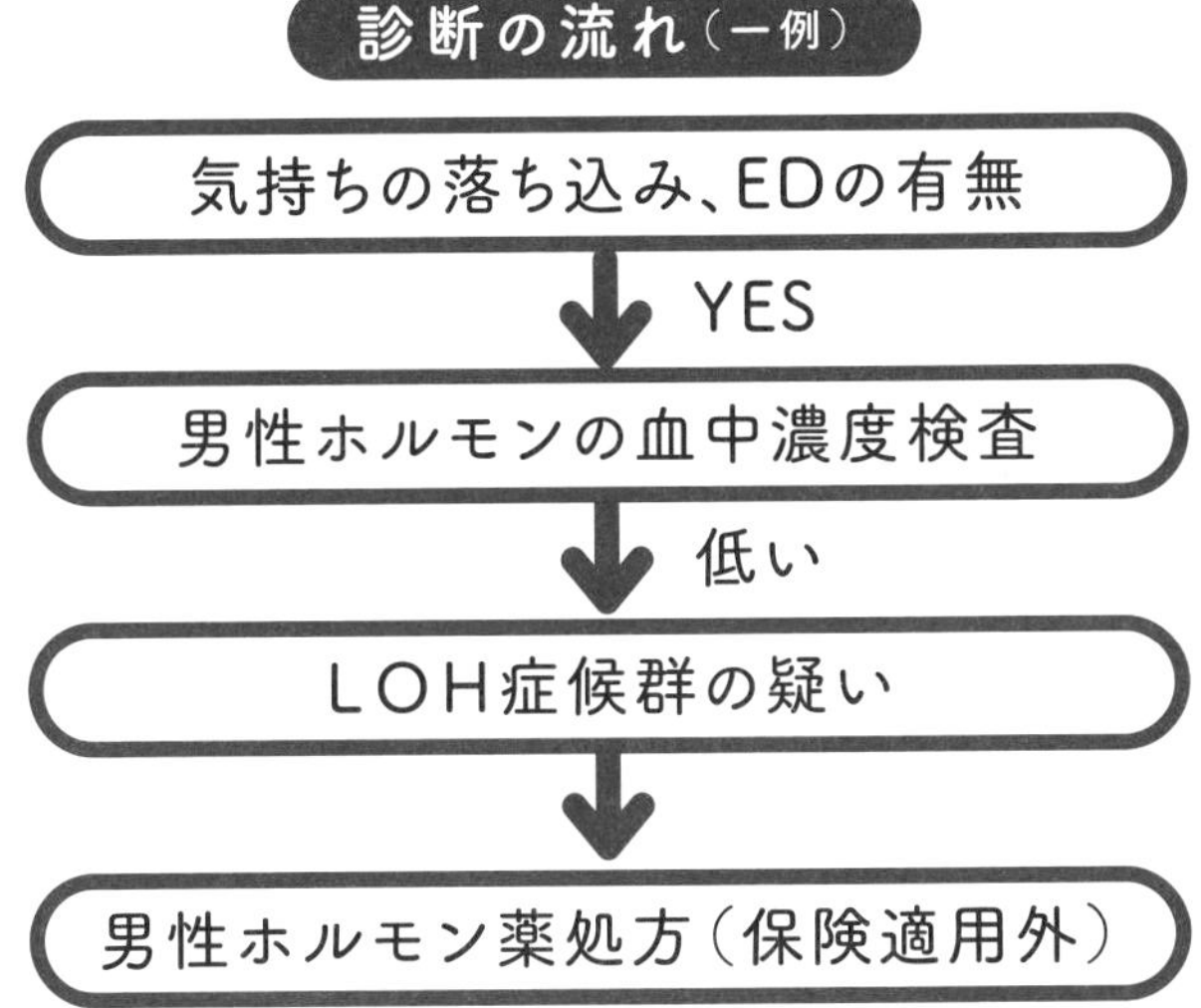

診断の流れ（一例）
気持ちの落ち込み、EDの有無
YES
男性ホルモンの血中濃度検査
低い
LOH症候群の疑い
男性ホルモン薬処方（保険適用外）

トステロン」の血中濃度を調べます。そして、その数値が低ければＬＯＨ症候群を疑い、希望者にはこのクリームを処方します。血中濃度を測って毎日塗るか週2回にするかを決めます。すると、最初は半信半疑だった患者さんが、「仕事のやる気が出た」「明るい気持ちになった」「ＥＤが治った」と驚きの声を上げるようになります。ただし、保険適用ではないので、3か月もつテストステロンクリームが約3万円くらいかかります。

こうした薬を用いるかどうかは、個人の人生観によるところが大きいでしょう。

私自身は、１００歳まで生きる時代には、**ホルモンを補充しＱＯＬを高めていくという攻めの姿勢も必要**だと思っています。もし、興味がある人は、泌尿器科やかかりつけの医者に相談してみるといいでしょう。

妊娠とAGEって関係あるの？

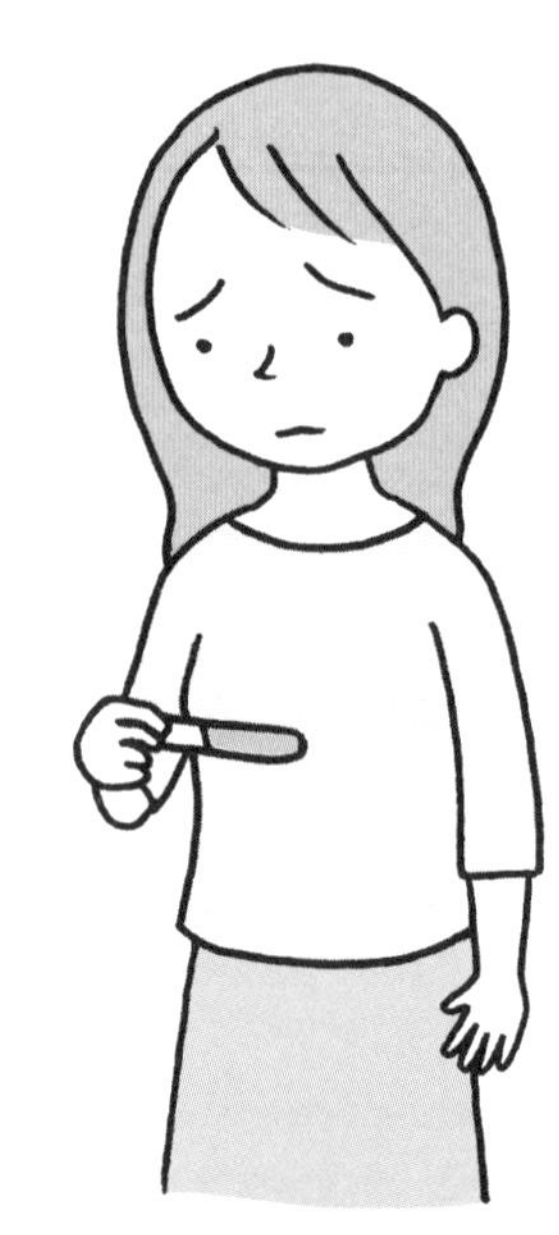
子どもができない。
AGEは
関係あるの？
妊娠中、
食べ物で気を
つけることは？
AGEって
胎児に
影響するの？

AGEが胎児に影響する可能性はある

AGEは老化を進めるだけではなく、体のいろいろなところに害がでやすい厄介な物質です。私の考えですが、妊娠に関しては、まず、胎児に影響する可能性はあると思います。

血液中にAGEがあることはわかっていて、その値が高くなったり、低くなったりします。最大の原因はAGEが含まれる食品を食べるかどうかです。

ですから、AGEの影響を胎児に移さないためには、**妊娠中は高温で加熱した焼肉やす**

妊娠中はAGEを避ける

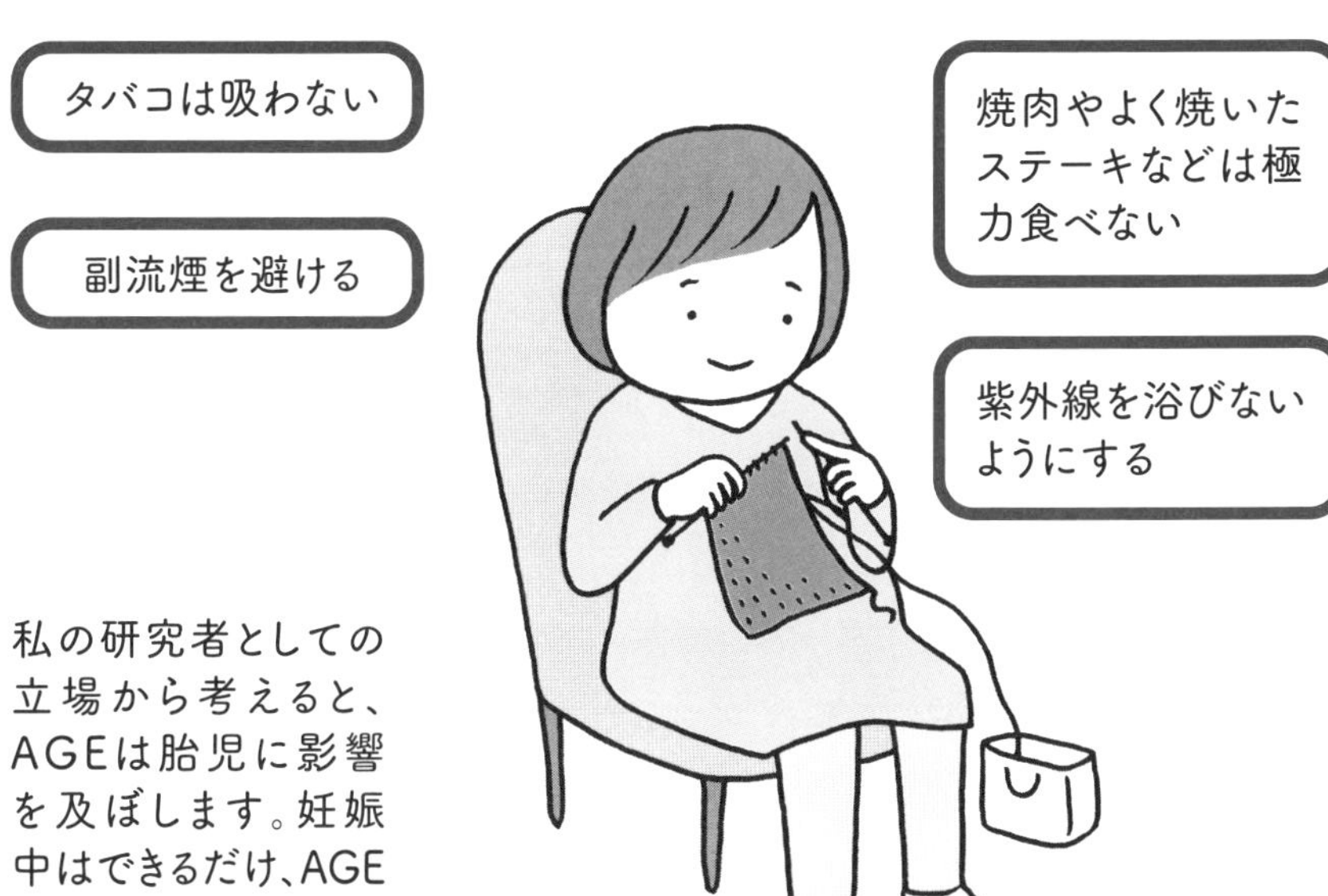
タバコは吸わない
副流煙を避ける
焼肉やよく焼いたステーキなどは極力食べない
紫外線を浴びないようにする
私の研究者としての立場から考えると、AGEは胎児に影響を及ぼします。妊娠中はできるだけ、AGEを避ける生活を心がけましょう。

ごく焼いたステーキなどは、避けたほうがよいと思います。これは、医学的に証明されたことではありませんが、私の研究者としての個人的な意見です。もちろん、まったく食べないのは難しいので、できるだけ食べないようにするといいでしょう。

　不妊症のいちばんの原因は、高齢化で妊娠がしにくくなることです。だとすれば歳をとってくると女性も男性も体にＡＧＥが溜まってくることがわかっており、それが加齢の原因のひとつです。そう考えると、少なからず、不妊症とＡＧＥは関係があると思います。将来、妊娠して子どもがほしいと考えている人は、結婚する前からできるだけＡＧＥには気をつけておいたほうがよいでしょう。食べるのをやめたからといって、すぐにＡＧＥが減ることはないからです。

妊娠すると糖尿病になりやすいの？

妊娠すると
糖尿病になり
やすいと聞いた
甘いものが好き
だけど妊娠に
影響ある？
Potato

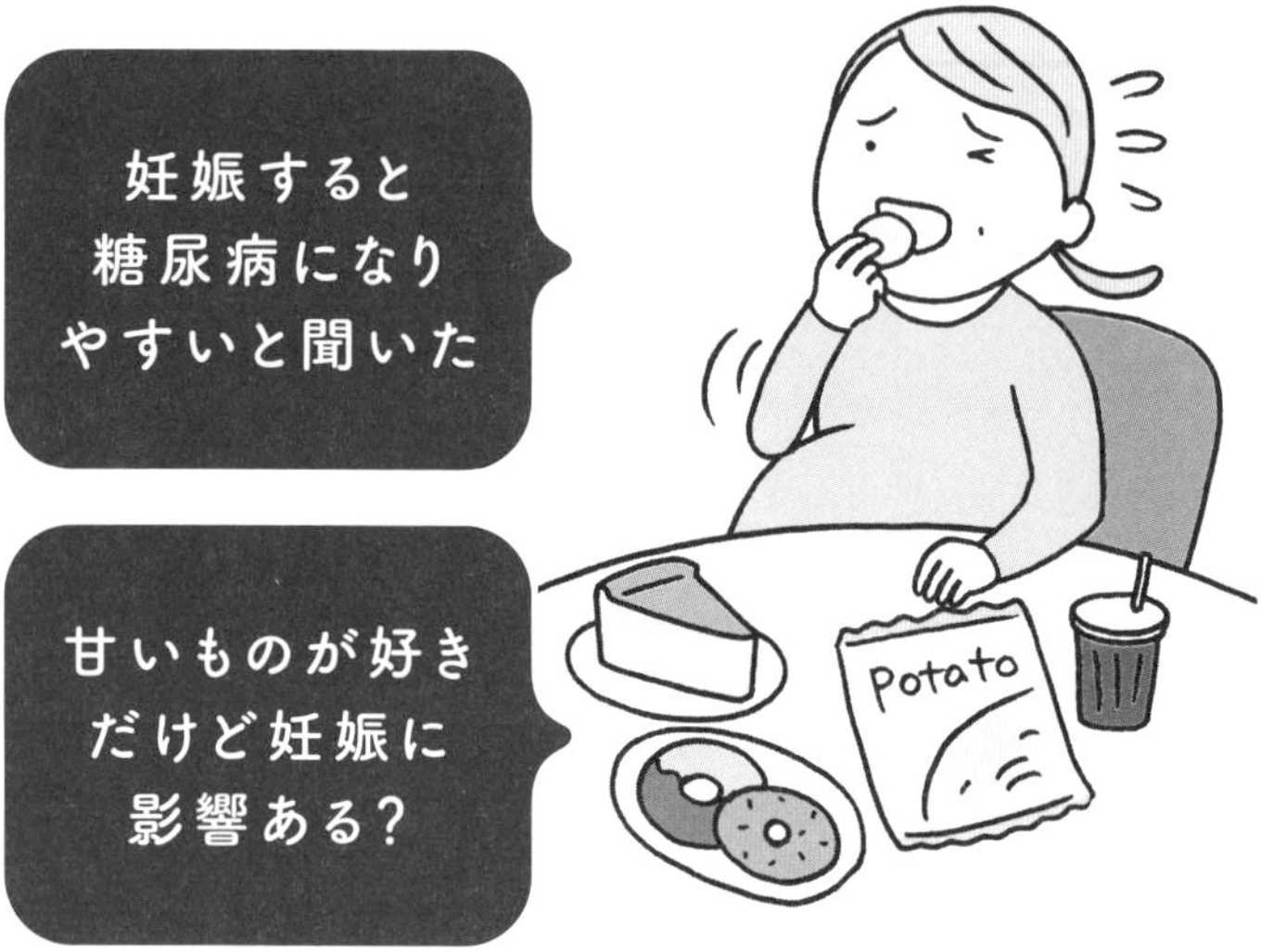

出産後はやせないと本当の糖尿病になる可能性が高まる

妊娠と糖尿病の関係は2つあります。ひとつは妊娠糖尿病です。それまでは糖尿病ではなかったのに、妊娠中に調べてみたら、「糖尿病になっていた」「境界型糖尿病（『糖尿病』と診断されるほどの高血糖ではないものの、血糖値が正常より高い状態にあること、80ページ参照）と診断された」というケースです。

妊娠によってインスリンによる血糖のコントロール能力が損なわれるために起こります。妊娠糖尿病は、出産後に治る人が大部分

妊娠中の糖尿病は2種類ある

妊娠糖尿病

- 「インスリンが働いて血糖をコントロールする」という機能が妊娠によって損なわれることが原因。
- ほとんどのケースで出産後は治る。
- 出産後にやせない場合、そのまま糖尿病になることがある。

糖尿病妊娠

- そもそも糖尿病の人が妊娠すること。
- 自覚症状がなく妊娠後に検査したら糖尿病だったと判明するケースもある。
- 糖尿病で妊娠したい場合は、まず糖尿病の治療をする。
- 先天異常の赤ちゃんが生まれる可能性が高くなる。
- 流産などのトラブルの発生する可能性が高くなる。

です。

ただし、**出産後はやせないと、本当の糖尿病になってしまう**可能性があります。出産後はきちんと体重を戻しましょう。

もうひとつは糖尿病妊娠です。

これは糖尿病の人が妊娠すること。糖尿病の人が妊娠し、血糖値のコントロールが悪いと先天異常のある子どもが生まれる可能性があるといわれています。また、流産をはじめとする妊娠中のトラブルが発生する可能性も高まります。

糖尿病の女性が妊娠を望む場合は、血糖値をよい状態にしてから妊娠する計画妊娠が必要だといわれています。血糖値が高い場合は、低くなる生活を心がけて、血糖値を正常まで下げていくことが自分のためにも生まれてくる子どものためにも大切です。

第3章 まとめ

□ AGEはEDの原因になっている。

□ EDに効く塗り薬がある。

□ 子どもを望むなら普段からAGEを避ける。

□ 出産後はやせないと糖尿病になる可能性が高まる。

□ 妊娠中は焼肉やよく焼いたステーキを避ける。

第 4 章

症状別
若返り対策
（肌・髪編）

白髪が気になる

白髪が
気になる

髪が細く
なってきた

髪のこしが
なくなってきた

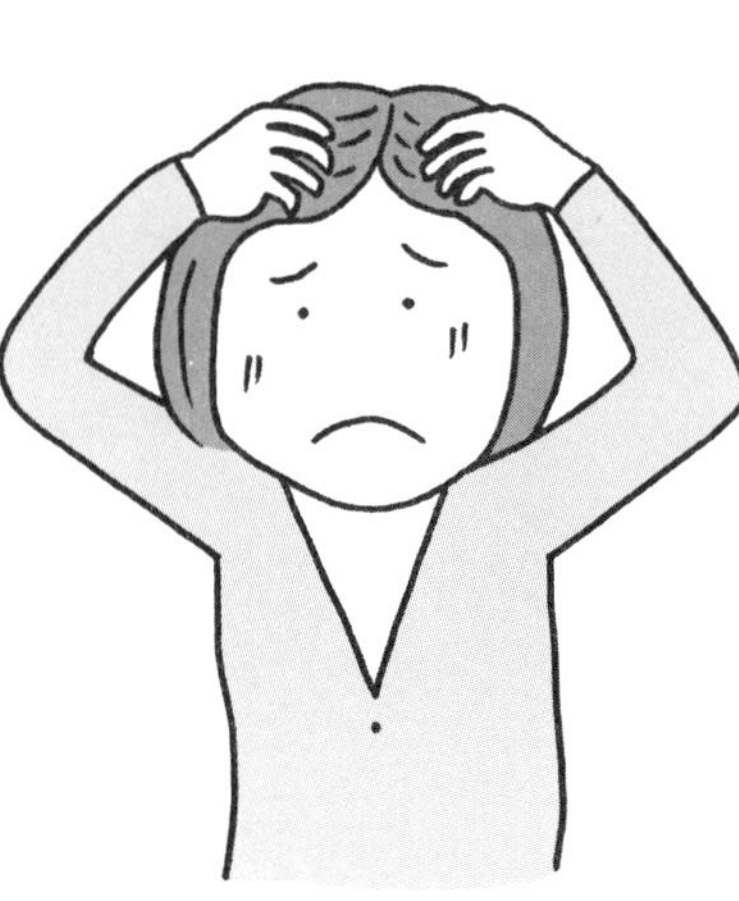

髪もタンパク質。糖化を防ごう

加齢にともなって多くの人が気にするのが白髪。でも、髪の悩みはそれだけではありません。髪がよく抜ける。以前は髪が多くて困っていたのに、ムースをつけてもなかなかボリュームが出ない……。こうした悩みをもっている場合はＡＧＥ対策をしてみましょう。

加齢にともなう髪のトラブルは、**髪の毛が生えている毛根など、肌の部分が糖化することが原因のひとつ**だからです。

髪の毛自体は主に線維性のタンパク質でで

髪のトラブルも糖化が原因

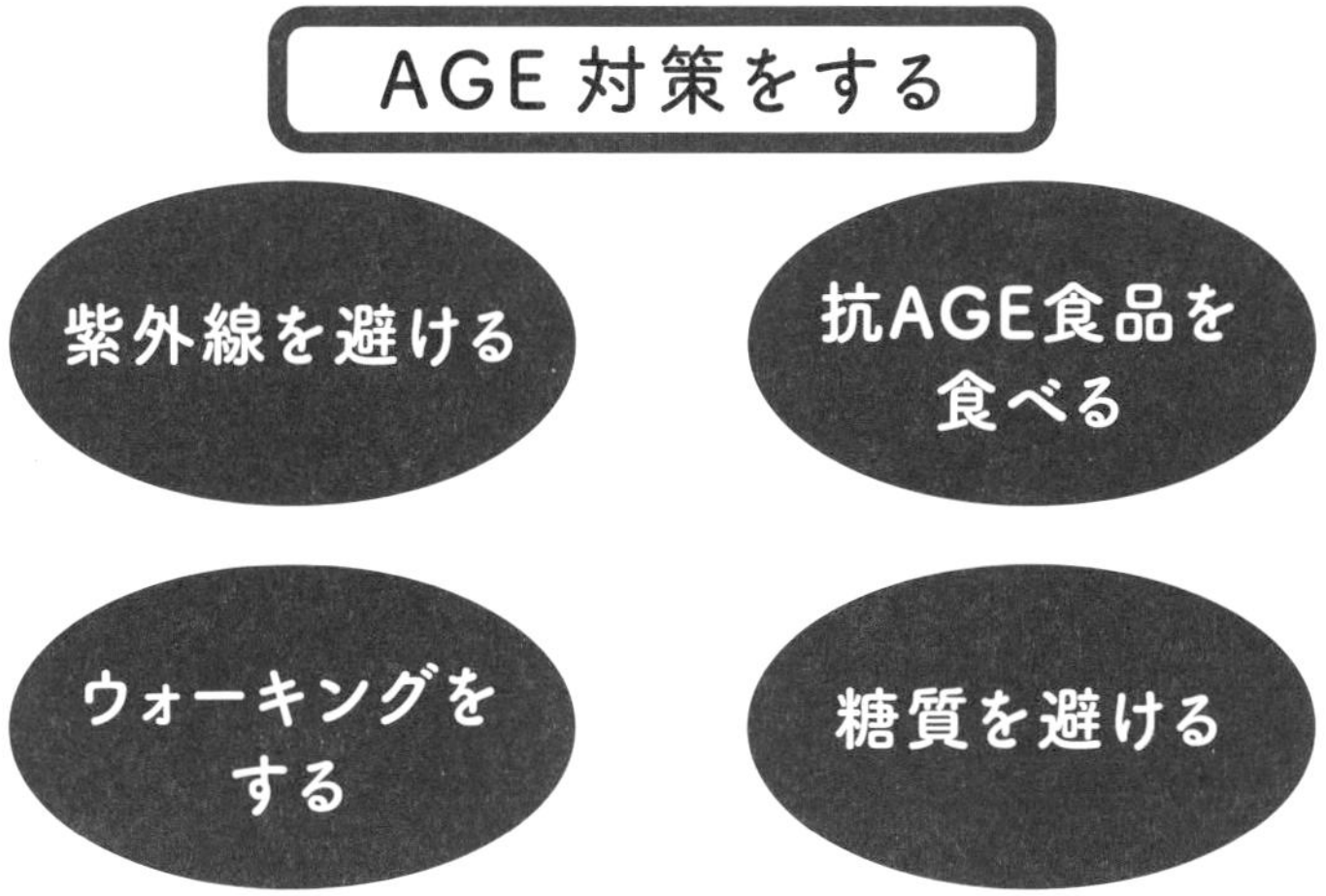

AGE対策をする

紫外線を避ける

抗AGE食品を食べる

ウォーキングをする

糖質を避ける

MEMO

髪はタンパク質でできている。ワカメを食べても髪がふさふさにはならない。

きています。タンパク質が糖化するとAGEができて、ダメージが起こります。

AGE対策としては、「帽子をかぶったり、日傘をさして頭皮に紫外線があたるのを避ける」「抗AGE食品を食べる」「糖質を避ける」「適度な運動をする」などを行ってみてください。髪にいい影響がでてきます。

よく「海藻を食べると髪の毛がふさふさになる」という人がいます。しかし髪の毛はタンパク質でできています。海藻にはほぼタンパク質は含まれていません。**海藻は髪の毛の素材にはならない**ことがわかります。根拠のない都市伝説をうのみにするのはやめましょう。

私は10年以上、男性型脱毛治療薬を服用しており、確かな効果を感じています。

髪のツヤがなくなってきた

髪がくすむ

髪のツヤがなくなってきた

髪がパサパサしてきた

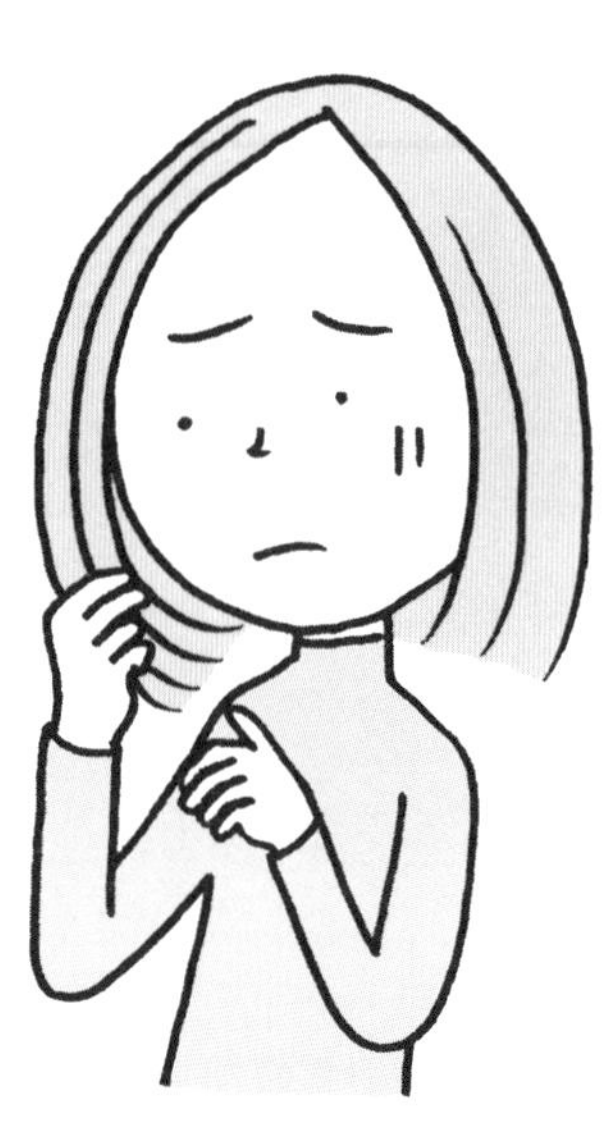

髪にAGEが溜まるとツヤが失われる

髪は1か月で約1㎝、1年で約15㎝伸びます。ですが、ずっと伸び続けるわけではありません。一定の期間を経て、自然に抜け落ち、抜けたところから再び新しい髪が生えます。1本の髪の寿命はだいたい4～6年です。

1本の髪の毛は左ページの図のような3層構造になっています。

外側から内側にかけて「キューティクル（クチクラ）」「コルテックス」「メデュラ」といいます。

髪のツヤに関わるのは髪のボリュームの10

AGEがキューティクルに影響を与える

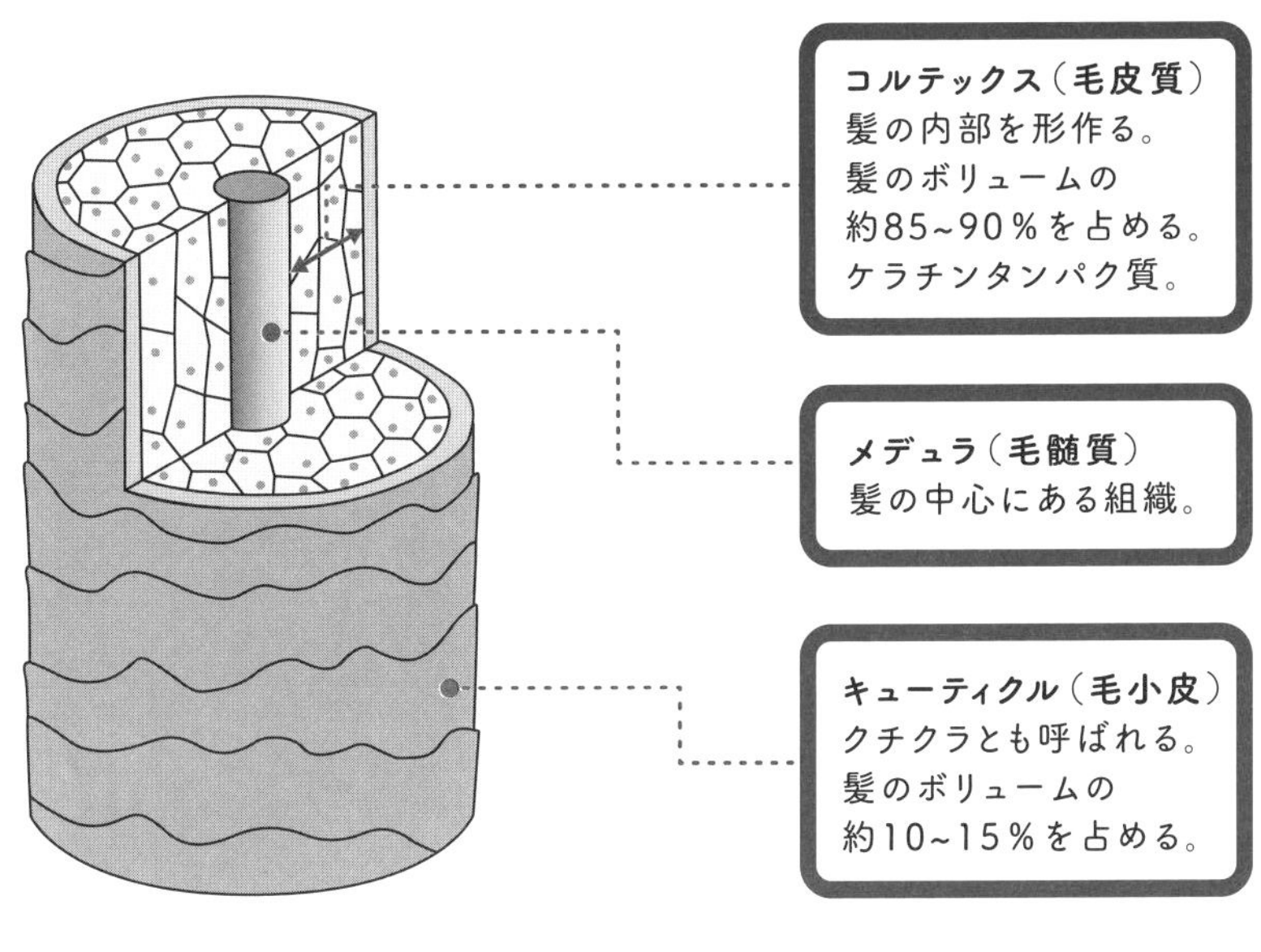

コルテックス(毛皮質)
髪の内部を形作る。
髪のボリュームの
約85~90%を占める。
ケラチンタンパク質。
メデュラ(毛髄質)
髪の中心にある組織。
キューティクル(毛小皮)
クチクラとも呼ばれる。
髪のボリュームの
約10~15%を占める。

~15%を占めるキューティクルの部分です。キューティクルの主成分はケラチンタンパク質です。傷んだ髪の場合、キューティクルが剥がれ、ツヤが失われます。

髪の寿命が長いため、外側からの影響を受けて、キューティクルが傷ついていきます。

また、**キューティクルのケラチンタンパク質にAGEがつくられ、髪のなめらかさが減り、ツヤにも影響する**と考えられます。

頭皮は子どもの頃から、紫外線を浴び続けているために、頭皮と髪の毛には活性酸素が生成されます。

そのため、AGEがより生成されると考えられます。

頭皮や髪の毛を紫外線から守ること。そして、食事についても、AGE対策をすることが、髪のツヤを維持することにつながります。

ふけ顔といわれた

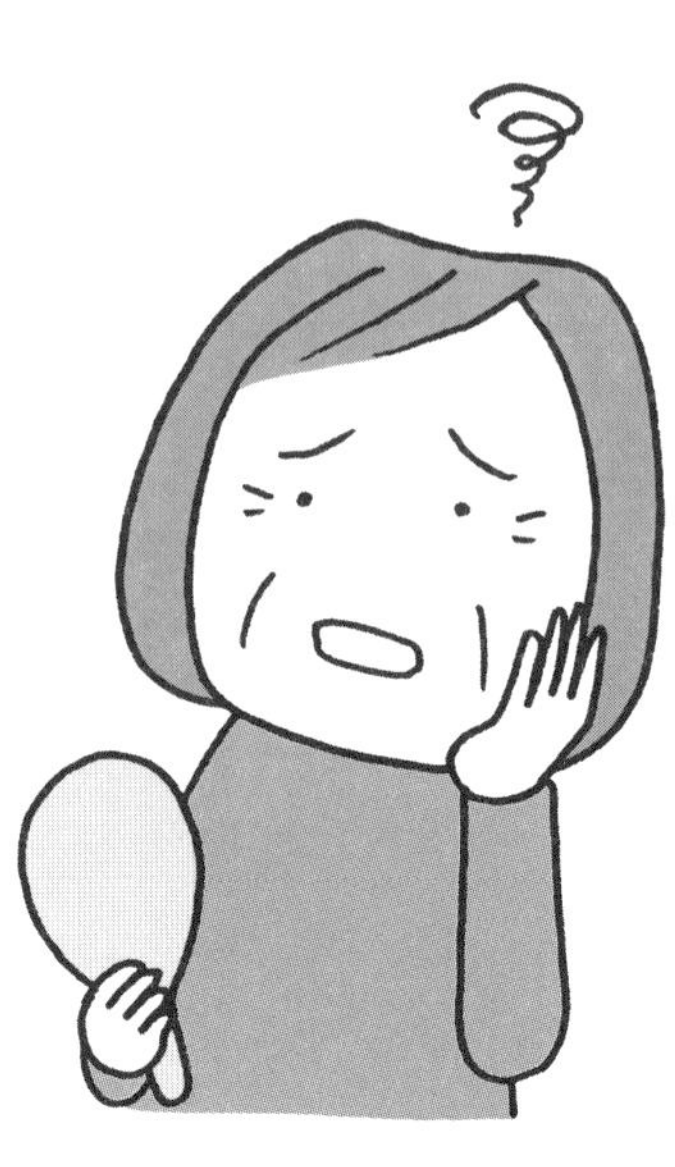

顔に若々しさがなくなってきた
老け顔といわれた
最近、鏡を見たくない

見た目がふけていると体も老化している？

同じ歳でもふけて見える人と若く見える人がいます。

外見がふけて見える人は、体の中身もふけている。つまり、体も老化している可能性がある、という研究結果が２００９年に発表されています。

２００９年デンマークで報告された研究によると９００組の双子の写真を用意し、それぞれの双子のうち「どちらがふけて見えるか」をほかの人たちに判定してもらいました。そ

老け顔は病気のリスクと相関する

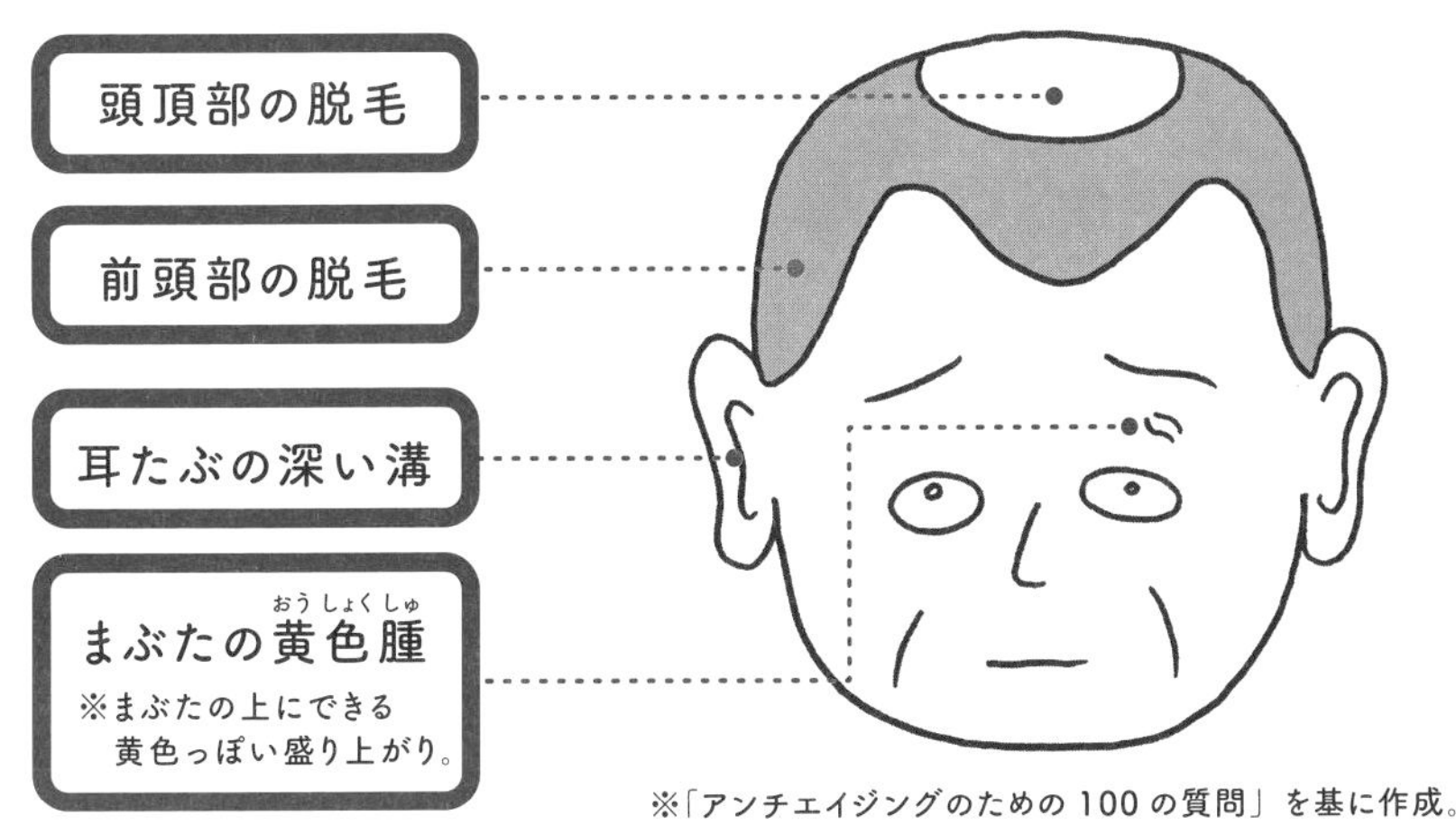

※「アンチエイジングのための100の質問」を基に作成。

コペンハーゲンで、40歳以上、10885人を対象に、35年間にわたって追跡調査した結果、あることがわかりました。見た目の老化サイン（頭頂部の脱毛、前頭部の脱毛、耳たぶの深い溝、まぶたの黄色腫など）と心筋梗塞の発生率との間に有意な相関関係があることが明らかになったのです。

ののち双子を7年間追跡調査し、「ふけている」と判定されたほうの人の死亡率が約2倍高かったことがわかりました。

また、「コペンハーゲンシティハートスタディ」に参加した40歳以上の1万885人を対象として35年間追跡調査した結果では、見た目の老化サイン（前頭部または頭頂部の脱毛、耳たぶの溝、まぶたの黄色腫など）と心筋梗塞の発症率との間に有意な相関関係があることが明らかになりました。

見た目の老化サインが多いほど心筋梗塞発症率が高くなったのです。老化のサインを3、4個もつ人は、心筋梗塞のリスクが57％、心臓病のリスクが39％上昇しました。

加齢は見た目において、シワやたるみなどで判断されます。これらは、AGEの蓄積が影響すると考えられています。

シミが増えてきた

シミが増えてきた

シミをこれ以上増やしたくない

シミを薄くしたい

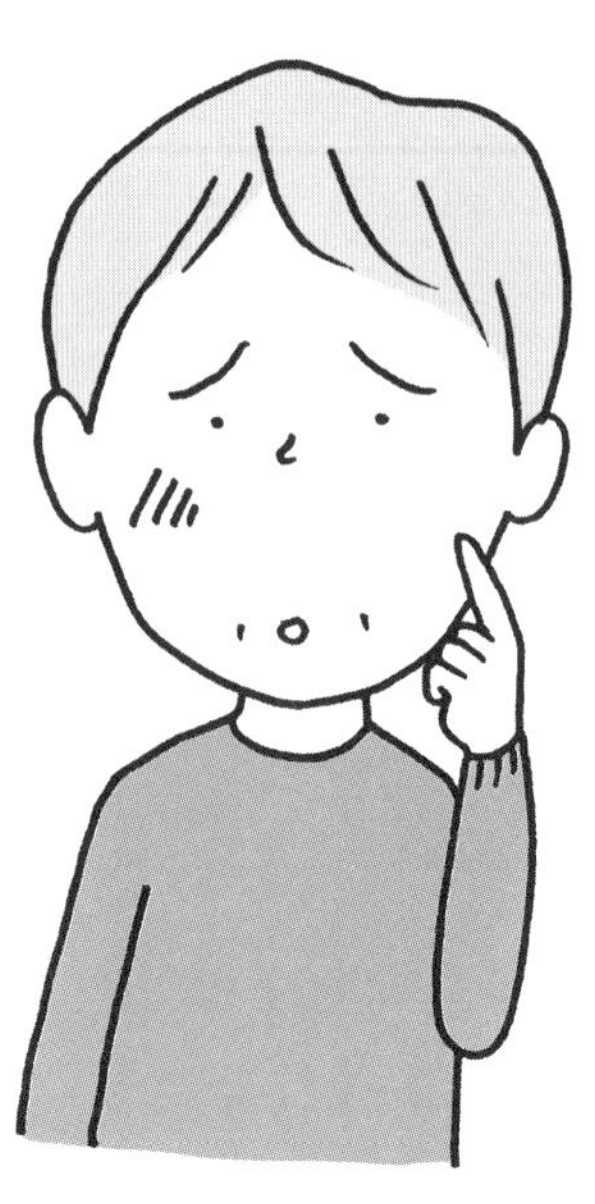

「食事」「お手入れ」「生活習慣」を見直す

シミの色はAGEの色と考えられます。

AGEができる反応は、メイラード反応と呼ばれます。黒ずんで茶色がかった色になることから、別名、褐変（かっぺん）反応ともいわれます。

高齢者に多く見られる**シミ、「老人性色素斑」も糖化の進行が原因**です。

肌は外側から表皮、真皮、皮下組織の三層構造になっています。

表皮のAGEがメラノサイト（メラニンを生成する細胞）からのメラニン（肌を構成する黒色の色素

肌の老化原因と対策

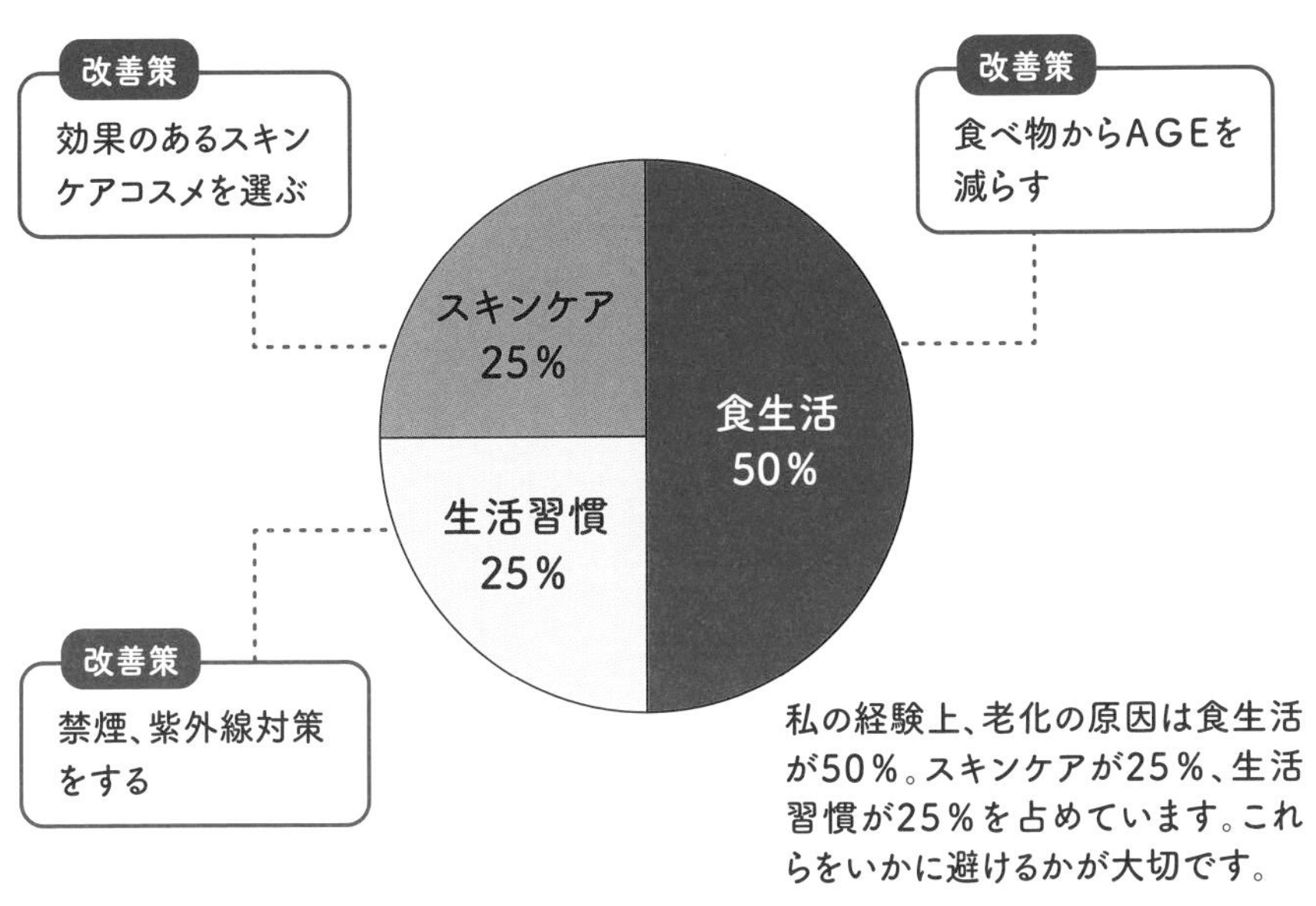

私の経験上、老化の原因は食生活が50%。スキンケアが25%、生活習慣が25%を占めています。これらをいかに避けるかが大切です。

のこと）産出を高め、シミを悪化させる原因になります。シミは肌老化の一種です。

「肌の老化の原因は、食事が50%、お手入れ25%、生活習慣が25%」と私は考えています。

シミをなくしたい場合は、まず食事から摂取するAGEを減らすことが大事です。

・焼く、揚げるといった、調理法を避ける。

・糖質を抑える食生活を送る。

これによって美肌を得ることができます。

また、シミなどの加齢に伴う肌対策に対して、さまざまな化粧品ブランドが真剣に取り組んでいるので活用しましょう。

生活習慣に関しては、たとえば、太っていることは肌にマイナスになります。運動を取り入れることが大切です。さらに、タバコや紫外線も肌の大敵。これらを避けることが美肌づくりには欠かせないのです。

美肌サプリメントを摂る

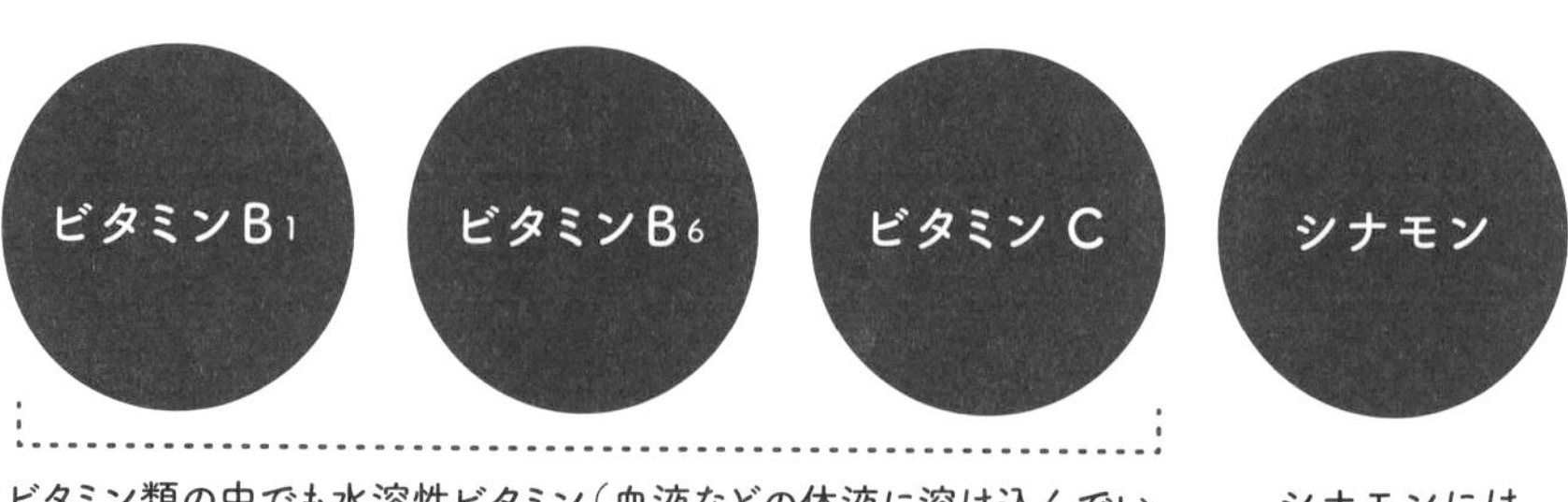

ビタミン類の中でも水溶性ビタミン（血液などの体液に溶け込んでいて、余分なものは尿として排出される）は、体から排出されるので補っていく。特にビタミンB6はAGEを抑える効果が注目されている。

シナモンには血糖値を下げる効果がある。

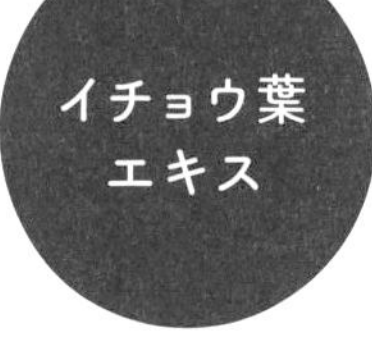

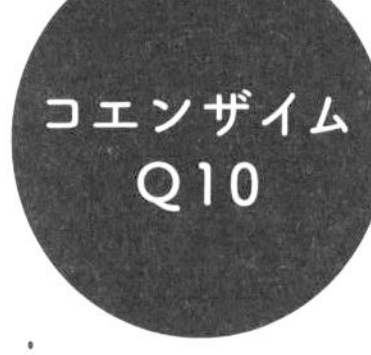

DHA

EPA

血流の改善、抗酸化作用が期待できる。

アンチエイジングにおすすめ。

サプリメントで肌老化をブロック

日本人は極端な栄養不足はありません。とはいえ、いくつかの栄養素に関しては補強すると、体によい効果があることがわかってきました。

私は生活の中でサプリメントを上手に取り入れていくとよいと思います。

ただし、**サプリメントを買うときには忘れずに成分表チェックを。**避けてほしいのは、有効成分が少ないもの、炭水化物の含有量が多いもの、香料など余計な成分が含まれているものなどです。

抗AGE作用など、肌の老化をブロックするサプリメントを選びましょう。

ブルーベリーが酸化肌を改善

理想の肌

表皮

真皮

表皮が薄くなめらか。真皮が厚さをキープしている。くすみがなく、透明感のある肌。

AGE肌

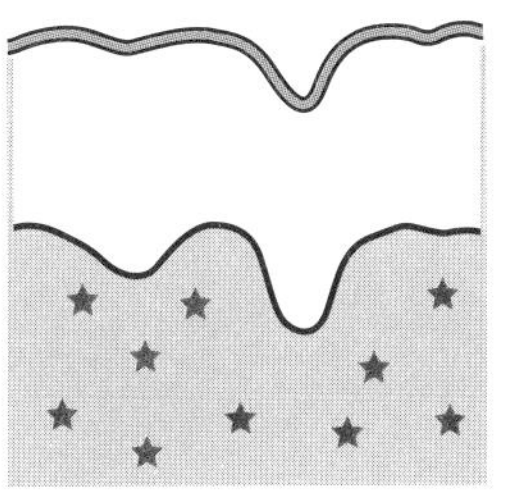

表皮が厚くゴワゴワ。真皮は薄く弾力がない。真皮に溜まったAGEの茶色が、肌の表面にうつり黄色くくすむ。

＋ブルーベリー

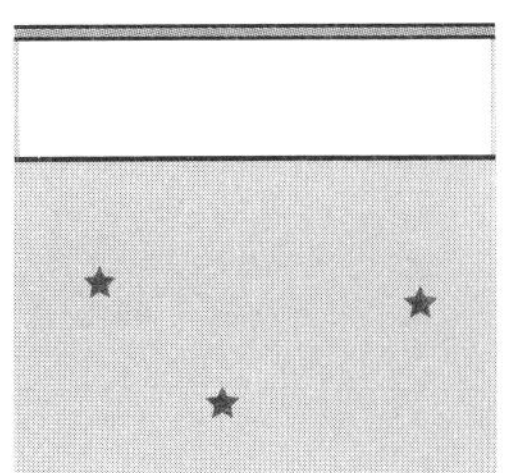

★…AGE

AGE化した肌にブルーベリー抽出エキスを塗布すると、真皮に溜まったAGEが減少。理想の肌に近い状態まで改善。

深いシミも改善！ブルーベリー抽出エキス

AGEによってできる色の薄いシミには、抗AGEコスメの効果が期待できます。

表皮の新陳代謝は40日です。比較的早く薄くなったり、小さくなるなど改善できます。真皮まで及んだシミも改善が期待できます。

注目はブルーベリー抽出エキス。2008年にロレアルから「糖化した肌がブルーベリーにより大きく改善された」という論文が発表されました。「ブルーベリー抽出エキスが真皮に溜まったAGEを減少させた」という実験結果もあります。ただし、真皮のコラーゲン線維の寿命は長く、効果を実感できるのは数か月後です。

シワ、たるみが気になる

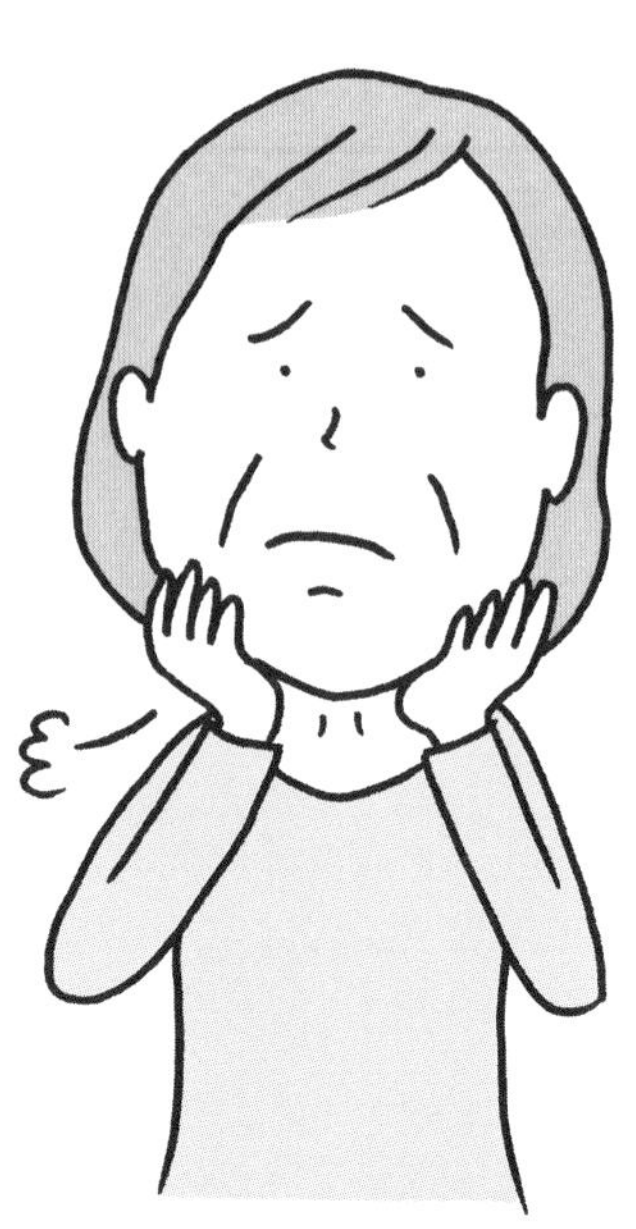
シワが
増えてきた
ほうれい線が
気になる
エステに
行っても変化を
感じられない

エステや美容ローラーは逆効果

若いうちは、顔をしかめて肌にシワが寄ったとしても、表情を戻せば、シワは消えてなくなりました。なぜなら、真皮の中に弾力性のあるコラーゲン線維があって、肌の柔軟性が保たれているからです。風船を指で押してもすぐに戻るように、弾力性があれば、シワにはならないのです。

しかし、AGEによって老化が進んだ肌は、真皮のコラーゲン線維が柔軟さを失い、硬くなってきています。そのため、表情のシワが

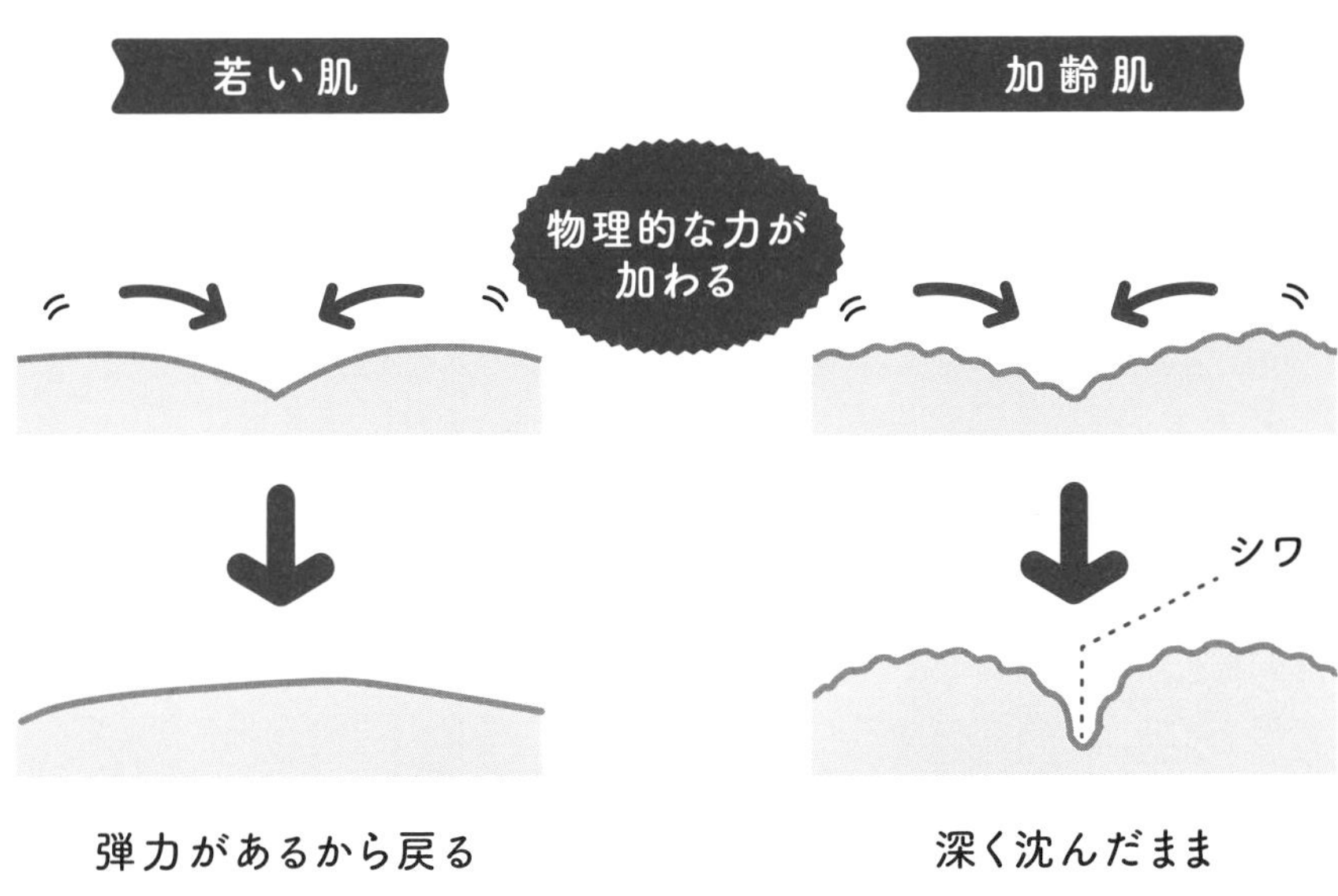

つくと、そのまま刻み込まれてしまい、元に戻りにくくなってしまいます。

シワやたるみを防ぐ目的で、エステでマッサージを受けたり、美顔ローラーで顔をゴシゴシとセルフマッサージする人は少なくないと思います。しかし、これは逆効果です。

糖化によって硬くなってしまった肌を引っ張ったり、ローラーでこすったりすることは、肌を動かしていることにほかなりません。それは、わざとシワをつけているようなもの。実は皮膚科の医学書をひもとくと**「マッサージはシワを増やすため厳禁」**と書かれています。マッサージは避けるべき行為なのです。

「表情筋を鍛えるとシワがなくなる」というのも嘘。表情筋を鍛える行為は、肌をこすったり、動かしたりするので、シワを増やすことにつながります。

肌がくすんできた

肌が
くすんできた

肌に
透明感がない

肌が
黄色っぽく
なってきた

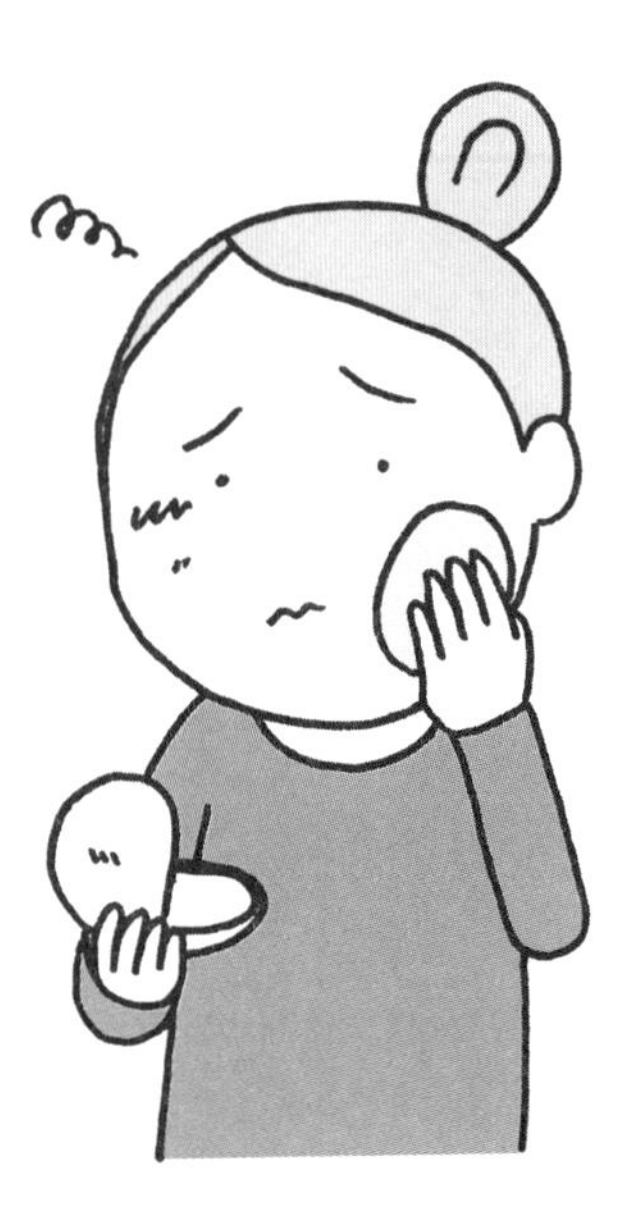

抗AGEコスメでくすみを改善

透明感がなくなり、肌が全体的に黄色っぽくくすむ黄ぐすみは、肌老化のサインです。

原因は2つあります。

ひとつは、紫外線を浴びたことによって、肌の表面にメラニン色素が溜まること。もうひとつは、真皮の細胞の糖化が進むことだと考えられています。

20ページでも説明したようにAGEは茶褐色の物質です。糖化が進むことで、白かった肌はだんだん黄色っぽくなるのです。

黄ぐすみを改善するスキンケア成分

ブルーベリー	ドクダミ
イチョウの葉	セイヨウサンザシ
ツバキ種子	カルノシン
ブラックティーファーメント	カテキン
カラギーナン	ビタミンC
マロニエ	ピリドキサミンリン酸

ポーラの研究によって、年齢が上がるほど真皮のＡＧＥ蓄積量が増えることがわかっています。何も対策をしなければ、歳を重ねるに従って、黄色くくすんでいく一方です。

肌を若々しく保つには、糖化の進行を食い止めることが大切です。放置すれば、肌全体が黄色っぽくくすんでしまいます。

食生活はもちろんのこと、スキンケアにおいても、ＡＧＥ対策が必要です。

具体的には、肌の汚れや古い角質を完全に落としたあとに、抗ＡＧＥコスメでケアを続けることが大切です。

現在、ＡＧＥ対策に有効とされているスキンケア成分は上記のとおりです。

たとえば、**ツバキ種子に含まれる成分は特許が取られており、黄ぐすみを防ぎ、美肌へと導きます。**

肌のみずみずしさがなくなってきた

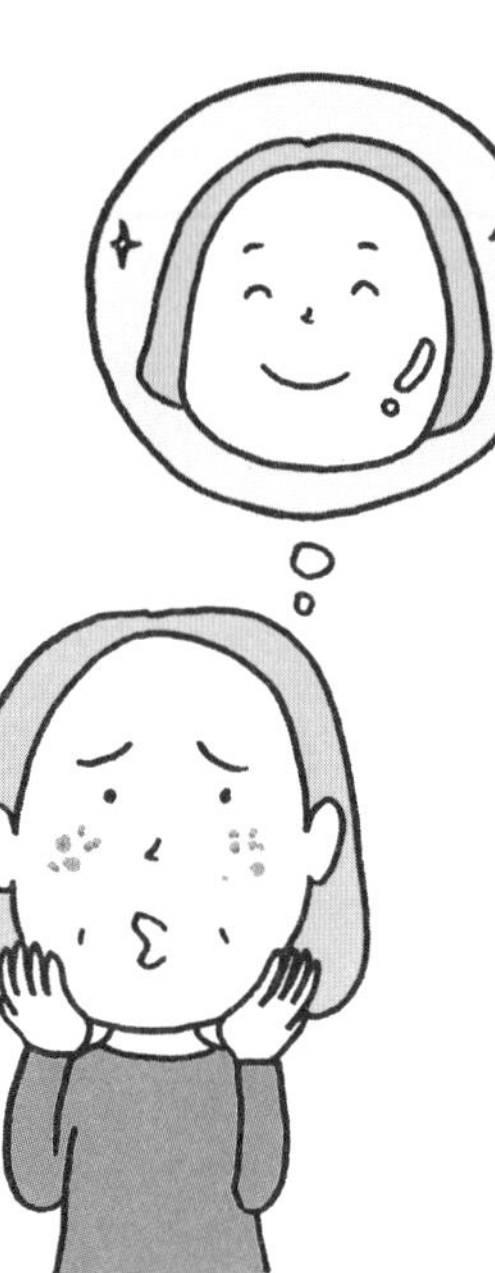

肌のみずみずしさがない

肌が乾燥している

肌が粉をふいている

コラーゲンパックは意味がない

「肌のみずみずしさがなくなってきた」ときに、コラーゲン成分入りのパックをするという人は少なくないかもしれません。

26ページでも説明したように、真皮の中に弾力性のあるコラーゲン線維があることで、ハリのある肌になることは周知の事実です。それならば、肌の外からつけてしまおう、ということなのでしょう。

しかし、コラーゲンは分子量が大きく外からつけても、表皮や真皮には浸透しません。

水を1日2ℓ以上飲む

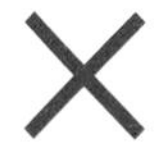

コラーゲン成分入り
パックをする

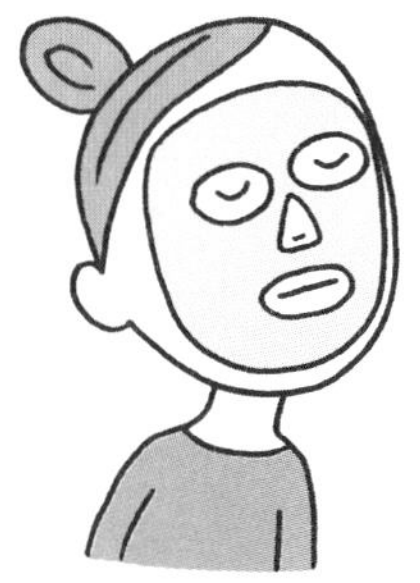

コラーゲンは分子量が大きいため、表皮や真皮に届かない！

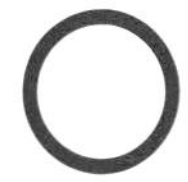

1日に水を
2ℓ以上飲む

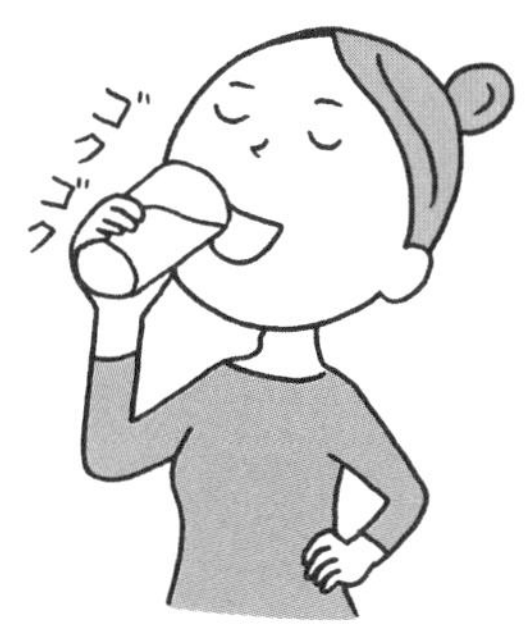

水分を摂り、肌細胞をうるおす。

肌のコラーゲンは体内でつくられ、外から与えられたものを利用することはないのです。パックで肌に与えてもあまり意味はないでしょう。

みずみずしさを取り戻したいのであれば、**水をたくさん飲むことをおすすめ**します。

細胞の主成分であり、体の6〜7割を占める水は、新しいものを取り入れ続けないと古い水のまま体内を循環することになります。

肌の細胞はひとつひとつが水で満たされています。新鮮な水をたえず飲んで、水分を新しいものに変える必要があります。

体内で余ったブドウ糖が血管内に入り込んだとき、水分がどんどん入れ替わらなければ、血管内の糖の濃度が高くなり、タンパク質や脂肪と結びついてAGEに変化する確率も高くなります。水分はしっかり摂りましょう。

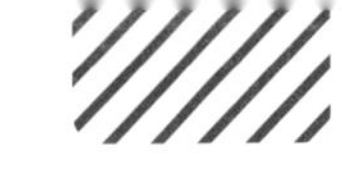

美肌になりたい

若々しい肌を
取り戻したい

素肌美人に
なりたい

若く
見られたい

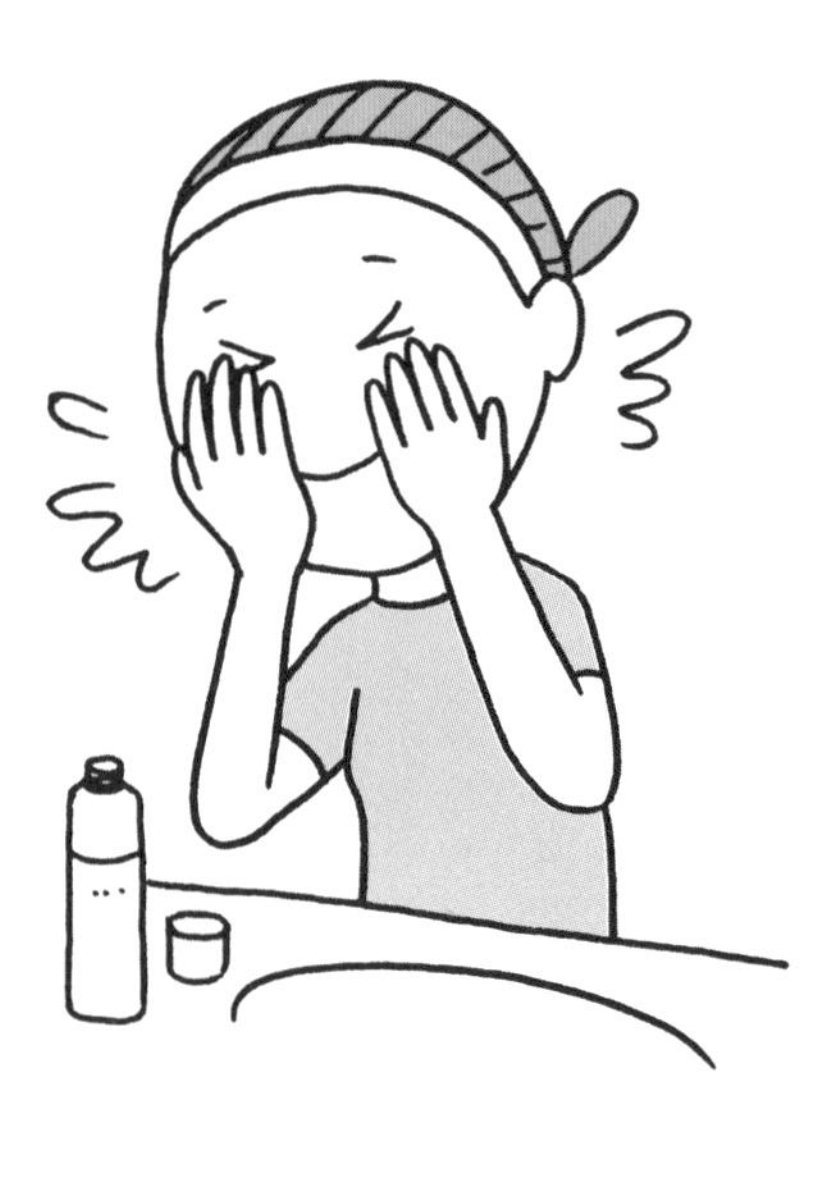

肌は何歳からでも美しくなる

２００９年に、ロレアルの研究所が、美肌を望む女性たちに希望の光となる論文を発表しました。

研究のために行われたこの調査では、55歳以上の糖尿病の女性20人を集めて、顔、手、腕に**1日2回抗酸化に有効なブルーベリーの抽出液を塗布**しました。これを12週間続けたところ、シワ、ほうれい線、色調、なめらかさ、色素沈着、保湿性のすべての項目において改善が見られたという結果が得られたのです。

美肌のための10か条

一、体重を理想的に保つ
一、AGEの多い食事を避ける
一、肌をこすらない
一、肌にAGEを溜めない
一、洗顔しすぎない
一、サプリメントを上手に取り入れる
一、抗AGE作用のあるスキンケアアイテムを使う
一、食後に軽い運動をする
一、紫外線対策をする
一、タバコの煙に近づかない

体の外側からの抗AGE対策の効果が明らかになったということです。

これまで述べてきたように、抗AGE対策は加齢に伴う肌の悩みを解消します。しかし、この研究によって、すでにAGEが蓄積している肌も対策を講じることで若々しさを取り戻すことがわかったのです。

何歳からでも体の外側と内側から抗AGE対策をすることで、確実に肌を若々しく蘇らせることが可能です。詳しくは『医者が教える美肌術』（主婦の友社）をご参照ください。

美しい肌のための10か条を実践しましょう

これから美しい肌をつくりたいという方は、上記の10か条と次ページ以降の項目を実

肌はこすらない

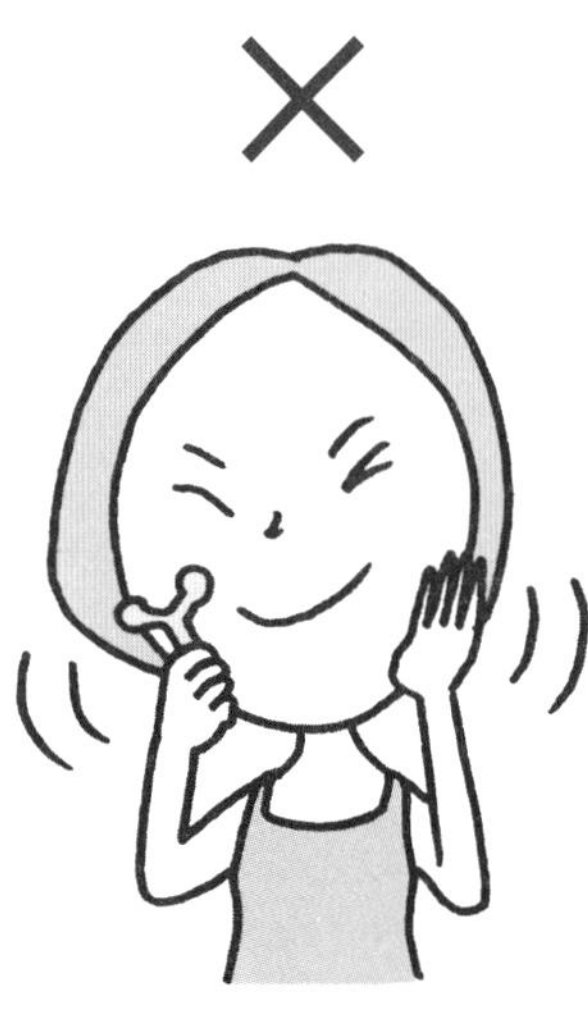

エステや
美顔ローラー

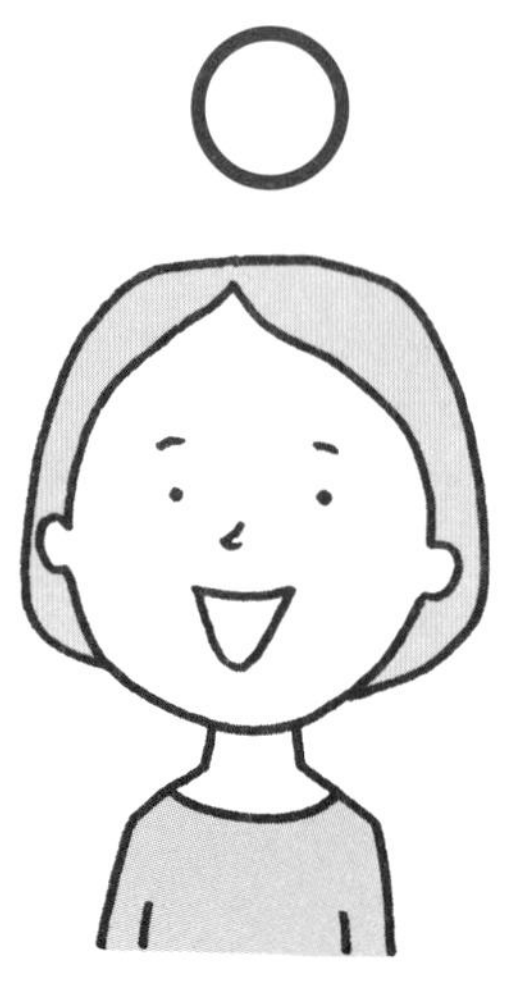

肌はこすらない
引っ張らない

践してみてください。

洗顔&クレンジングは1日1回で十分

美肌を目指すのであれば肌は絶対にこすったり引っ張ったりしてはいけません。洗顔やクレンジングで肌をこするのもNGです。ピーリング、毛穴パックもやめましょう。洗顔時は表面についた汚れだけをできるだけ刺激のないように取り除きましょう。洗顔は1日1回で十分です。洗いすぎるとほこりや紫外線といった外的ストレスから肌を守っている角質層が失われてしまうからです。洗顔後は抗AGE成分入り化粧品で肌を整えれば、シワやシミを防ぐことができます。AGE牧田クリニックのHPを参考にしてください。

正しい洗顔のやり方

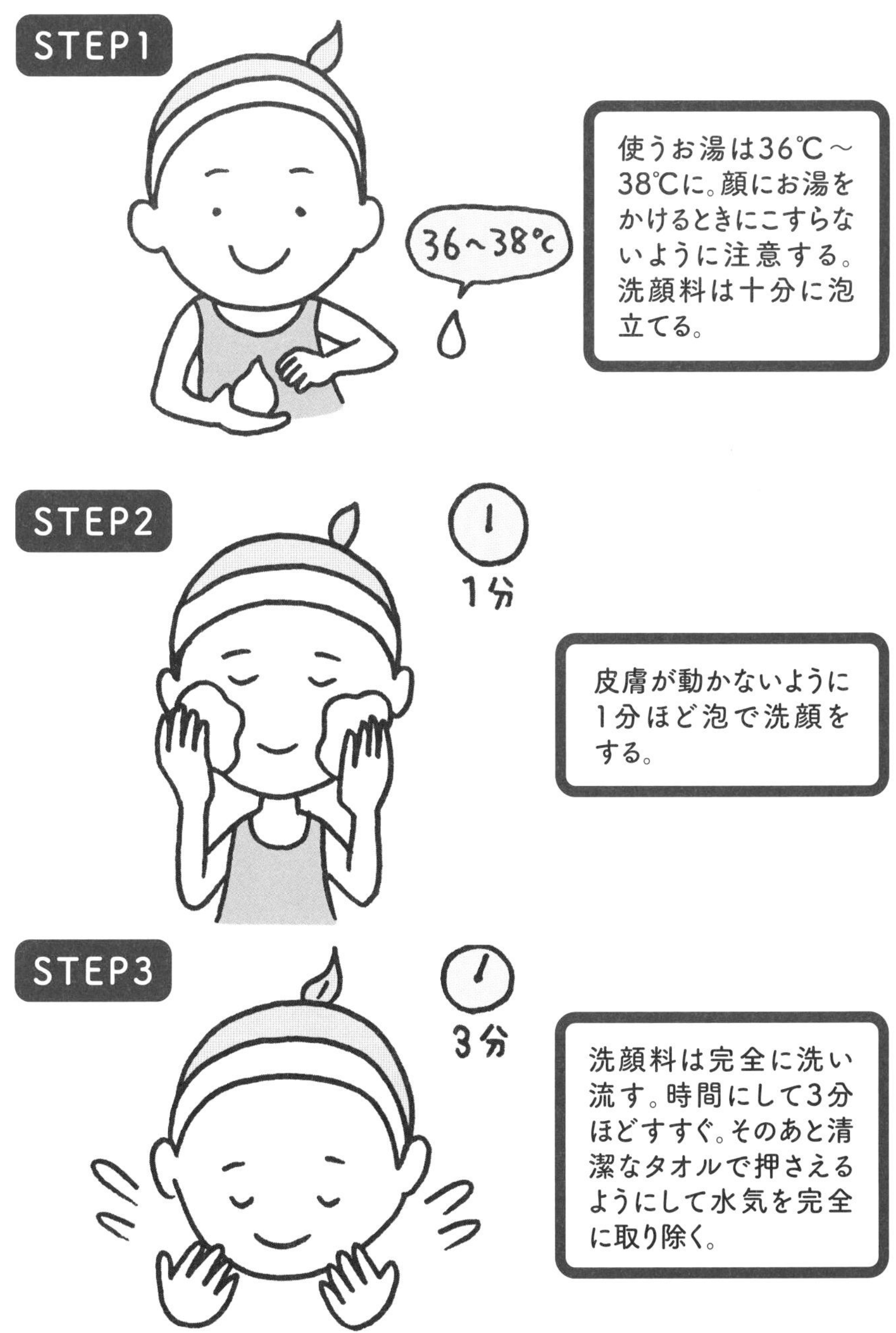
STEP1
36~38℃
使うお湯は36℃～38℃に。顔にお湯をかけるときにこすらないように注意する。洗顔料は十分に泡立てる。
STEP2
1分
皮膚が動かないように1分ほど泡で洗顔をする。
STEP3
3分
洗顔料は完全に洗い流す。時間にして3分ほどすすぐ。そのあと清潔なタオルで押さえるようにして水気を完全に取り除く。

美肌レシピでお肌をピカピカに

牛肉とクレソンのサラダ

美肌に効く！

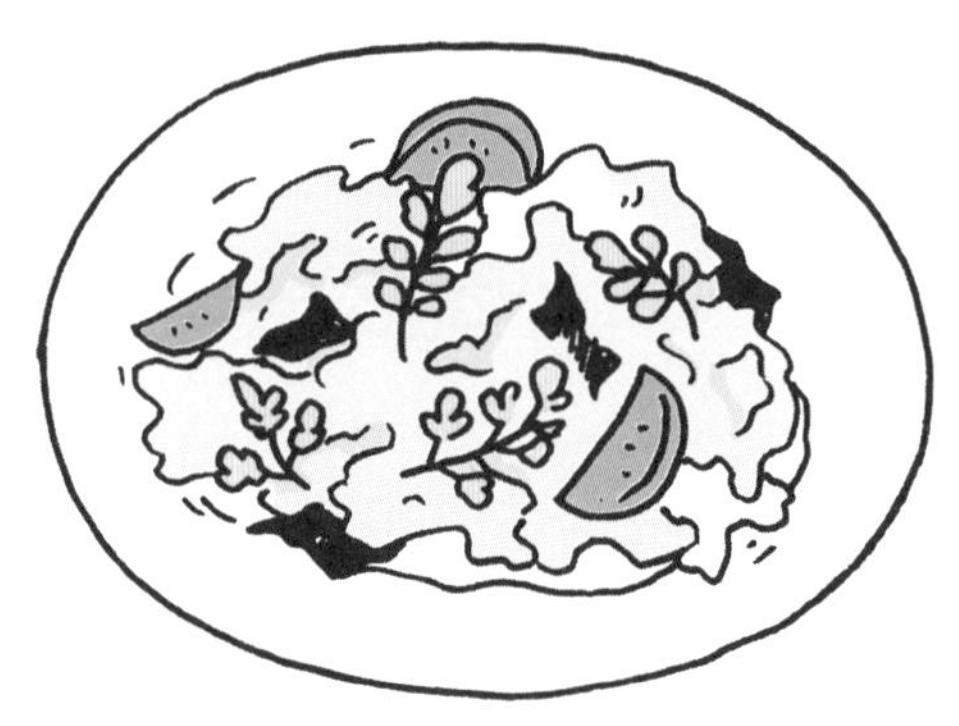

1人分
338kcal
AGE量：約1020KU
糖質量：5.5g

A
ポン酢しょうゆ……大さじ2
練りごま（白）……大さじ1
オリーブオイル……小さじ2

作り方
1　鍋にたっぷりの湯を沸かし、牛肉を1枚ずつゆでて氷水に放ち、よく水けをきる。
2　器にすべての具材を盛りつけ、混ぜ合わせたAをかける。

美肌のための食事術 3つのポイント

美肌のためには何をどう食べるかが大切です。基本は抗ＡＧＥの食べ方をすることです。美肌に関しては特に以下の3つのポイントに気をつけましょう。

①生に近いものを食べる

抗ＡＧＥ対策において絶対に避けたいのは高温で調理した食べ物。できるだけ生か、生に近い状態で食べるのが理想です。

②糖質をできるだけ減らす

体内で糖化を引き起こすのは主食のごはんやパンなどの炭水化物やスイーツなどの甘いものです。糖質はできるだけ食べないように注意しましょう。

美肌ドリンクを飲む

ミックスジュース

抗酸化力で大注目の
ブルーベリー入りドリンク

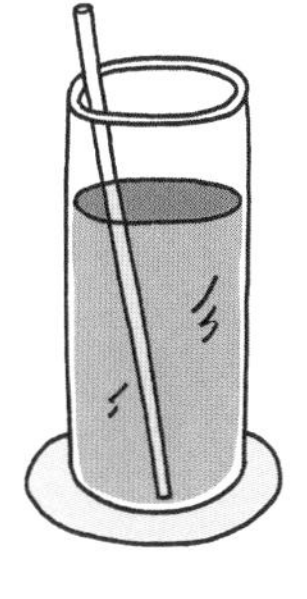

材料（2人分）
オレンジ……1個
りんご……1/2個
ブルーベリー……100ｇ

作り方
1　オレンジは果汁をしぼる。りんごは皮ごと一口大に切る。
2　ミキサーにすべての材料を入れてかくはんする。

豆乳カプチーノ

女性の美の味方豆乳に抗酸化
作用のあるシナモンをプラス！

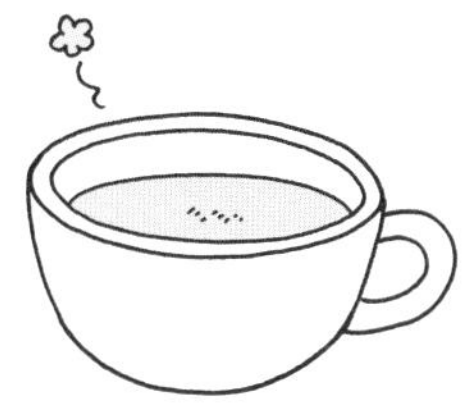

材料（2人分）
豆乳……1カップ
コーヒー(ブラック)……1/2カップ
シナモンパウダー……少々

作り方
なべに豆乳、コーヒーを入れて中火にかけ、あたためる。カップに入れ、シナモンパウダーをふる。

③ワインを飲む

お酒は健康を害するといわれますが、飲む種類や飲み方を工夫すればＡＧＥをブロックします。おすすめはワインです。特に白ワインはダイエット効果もあります。

前頁上図のレシピはさっとゆでてＡＧＥの量を抑えた牛肉に美肌効果のあるオリーブオイルをかけたサラダです。拙著『老けない人の最強レシピ』（新星出版社）には抗ＡＧＥのレシピが多く出ていますので、参考にしてください。

液体の飲み物は糖質の中でもすぐに体に吸収されるので要注意です。市販の果汁１００％のジュースも美肌にいいか疑わしいものです。果糖や酸化防止剤などの添加物が含まれていることが多いからです。上記のようなドリンクを手づくりして飲むとよいでしょう。

美肌筋トレをする

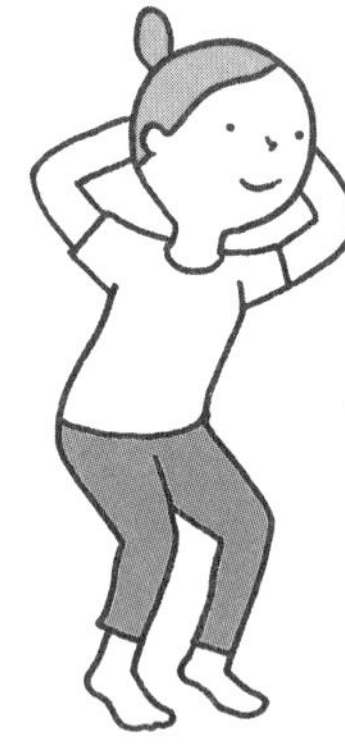

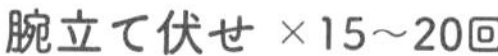

腕立て伏せ ×15～20回

腕の筋肉はもちろん、大胸筋という胸の大きな筋肉に働きかけて、筋力をアップさせます。通常の腕立て伏せがきつく感じる人は、膝をついて行っても十分に効果があります。

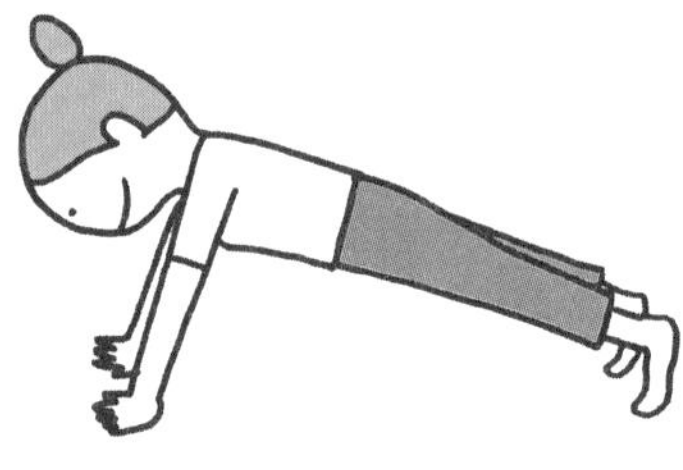

スクワット ×15～20回

脚にある大腿四頭筋やハムストリングスなどを鍛えることができます。背筋をしっかりと伸ばし、太ももと床が水平になるまでひざを曲げます。正しいやり方でゆっくりと行ってください。

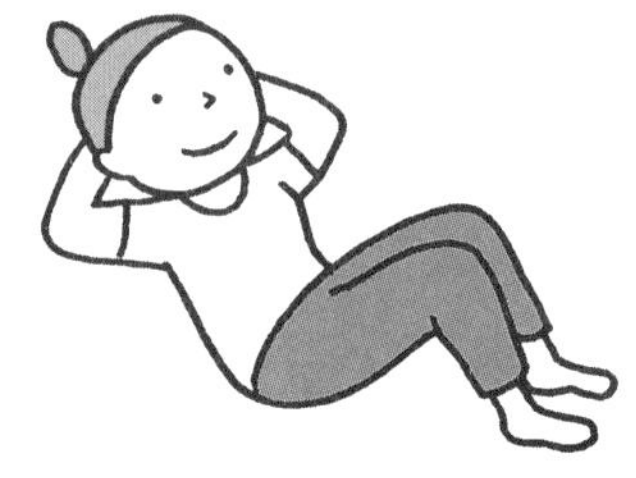

腹筋 ×15～20回

腹筋群にはたくさんの筋肉が集まっています。ここを鍛えることは筋力アップに効率的です。勢いをつけて起き上がらず、おなかの筋肉を意識して行うことが大切です。

週2回2か月、筋トレをやる

40歳を超えると筋肉量が1年で1％減り、脂肪が増えていきます。

筋肉は多くの血糖を溜める役割があります。**筋肉量が多ければ、それだけ血糖値を抑えてくれる**のです。逆にいえば、筋肉量が減ると血糖値が上がりやすくなり、AGEの増加につながります。筋肉をつけるといってもジムに通わなくて大丈夫です。

週2回、まずは2か月程度、上記の筋トレを自宅でやってみてください。筋肉量が増えるのを実感できるはずです。できれば、2か月間はやめずに続けて行いましょう。

また、食後15分以内にウォーキングをす

紫外線を浴びない

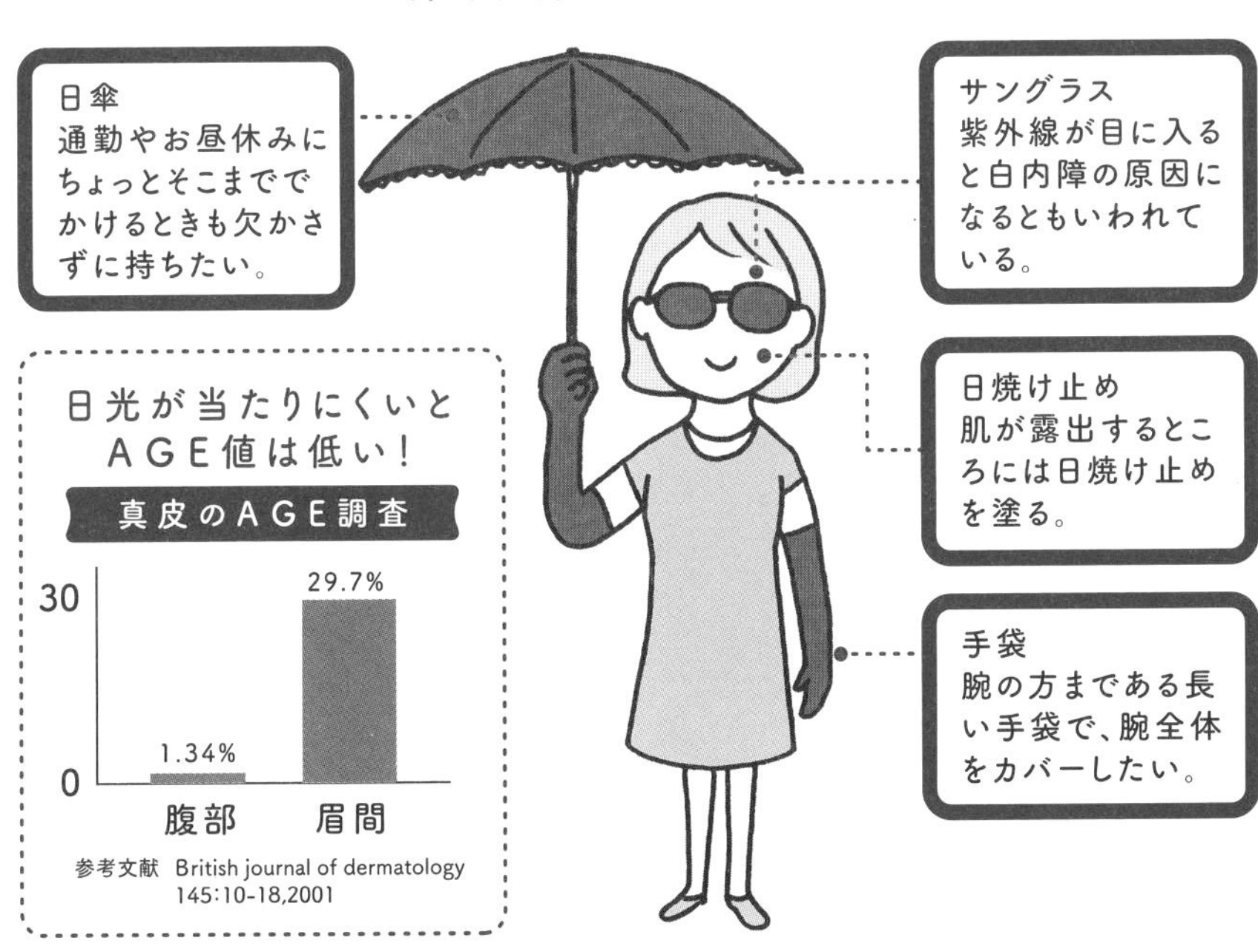

日傘
通勤やお昼休みにちょっとそこまででかけるときも欠かさずに持ちたい。
サングラス
紫外線が目に入ると白内障の原因になるともいわれている。
日焼け止め
肌が露出するところには日焼け止めを塗る。
手袋
腕の方まである長い手袋で、腕全体をカバーしたい。
日光が当たりにくいとAGE値は低い！
真皮のAGE調査
30
0
1.34%
29.7%
腹部
眉間
参考文献 British journal of dermatology 145:10-18,2001

ると、ＡＧＥの食事による血糖値の上昇を防ぐことができます。食べてすぐであっても、ウォーキング程度の運動なら問題ありません。

紫外線の肌に対する害は想像以上

紫外線を浴びるとメラニン色素が大量発生します。

地表に届く紫外線はＵＶＡとＵＶＢがありますが、紫外線の９割を占めるＵＶＡは真皮を構成するコラーゲン繊維を変性させます。**紫外線により発生した活性酸素が細胞の酸化を引き起こし、シワやたるみの原因**にもなります。また、ＡＧＥも増やします。

ある研究では日光が当たりにくい場所はＡＧＥの値が低いことがわかっています。

第4章 まとめ

- □ 食生活を変えれば肌は若返る。
- □ シミ、シワはAGEが原因。
- □ 肌はこすると老化する。
- □ 筋トレが美肌をつくる。
- □ 1日2ℓ以上の水で肌をうるおす。
- □ 肌にいいサプリメントを摂る。
- □ ブルーベリーエキスは糖化肌を改善する。

第5章

最強アンチエイジングフード20

「シナモン」は血糖値を下げる抗酸化作用、血行促進作用、美肌効果も

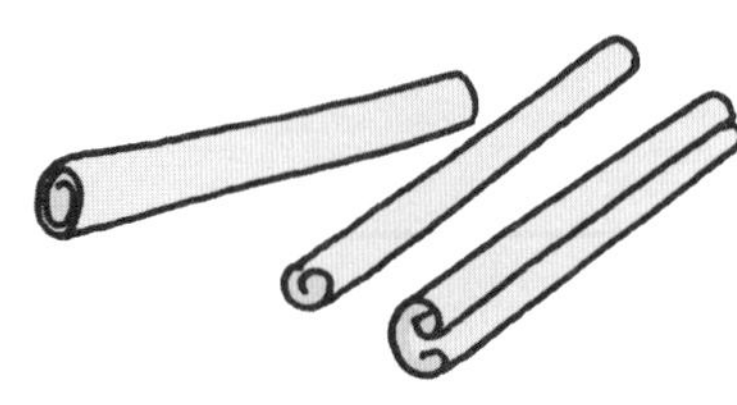

シナモンはクスノキ科の常緑樹の樹皮を剝ぎ取ってつくられるスパイスの一種です。シナモンにはプロアントシアニジンという成分が含まれています。プロアントシアニジンはポリフェノールの一種で、血糖値を下げる作用があることが明らかになっています。「血糖値を下げる＝肥満を防ぐ」のです。

また、シナモンには抗酸化作用や殺菌作用、血行促進作用、美肌効果などがあることもわかっており、アンチエイジングに最適な食材といえます。

ただし、シナモンを使ったパンやお菓子は糖分が多いので避けます。コーヒーや紅茶など、飲み物の香りづけに使うとよいでしょう。

食べ方のPOINT

- シナモンの摂りすぎは肝障害につながる場合があるので要注意。
- ミートボールやスープの味つけに少量を使うとよいでしょう。
- シナモンはホール状のものとパウダー状のもの、砂糖の入ったシナモンシュガーがあります。糖質のないものを選んで使いましょう。

「マグロ」や「カツオ」には疲れ知らずの成分「カルノシン」が豊富

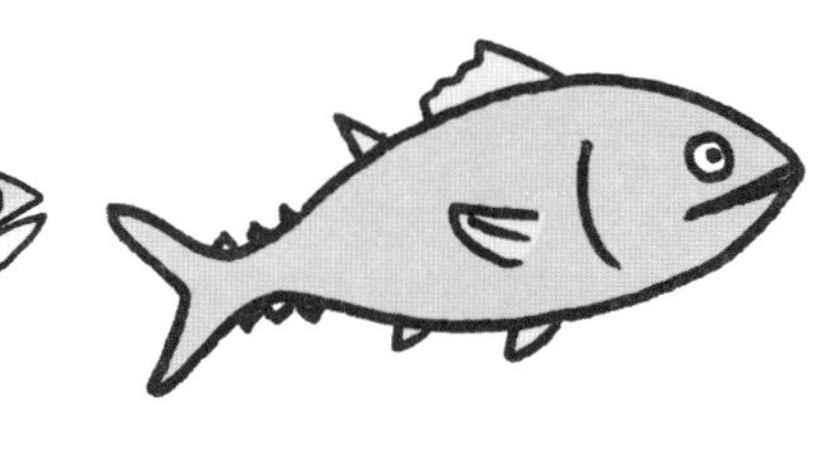

マグロやカツオには疲労回復効果のあるカルノシンという成分が豊富に含まれています。カルノシンは、アミノ酸の一種で、いろいろな動物の骨格筋に分布します。マグロやカツオが猛スピードで海の中を泳げるのは、カルノシンの働きによるものです。AGEが体に溜まるのを防ぐ効果もあります。

マグロには悪玉コレステロールを減らすEPA、肝機能の働きをよくするメチオニン、カツオには骨を丈夫にするビタミンD、抗酸化作用があるビタミンEなどが含まれています。マグロもカツオも両方とも動脈硬化を防ぐタウリンや貧血を予防する鉄分、ビタミンB12も豊富です。

食べ方の
POINT

・刺身やタタキなどできるだけ生に近い状態で食べましょう。
・焼く場合は表面をさっとあぶる程度にしましょう。
・血合はタンパク質や鉄分、タウリンなど栄養素が豊富な部位。香りのある薬味などを上手に使って食べましょう。

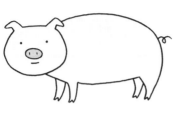

「豚肉」には強い抗AGE力のあるビタミンB1が豊富に含まれている

ビタミンB群の中で、B1とB6に強い抗AGE力があることが明らかになっています。豚肉はビタミンB群が豊富です。とりわけビタミンB1が多く、牛肉の14〜19倍もあります。ビタミンB1は、全身の糖化を抑制して老化防止をしますので、アンチエイジングにはもってこいの食材です。

また、豚肉は亜鉛が多いのも特徴。亜鉛は、タンパク質を全身の筋肉や臓器などに行き渡らせる働きがあり、免疫力アップも期待できます。

部位によって含まれる成分が異なりますが、亜鉛は特に肩ロース、ひき肉、ヒレ肉、レバーに多く含まれます。

食べ方の POINT

- 豚肉の脂身には中性脂肪やコレステロールを増やす飽和脂肪酸が多く含まれていますので、取り除くか下茹でしましょう。
- ビタミンB1は水に溶けやすく、体内にストックできません。毎日、少しずつ摂るようにしましょう。

「牛肉」はタンパク質やビタミンB群が豊富。産地に気を配って選ぶこと

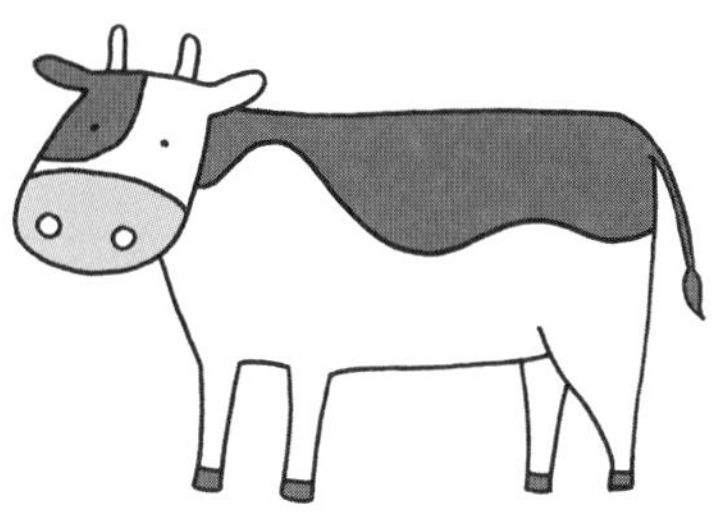

牛肉にはタンパク質やビタミンB群が豊富に含まれています。また、人間が体内でつくれない必須アミノ酸が8種類含まれています。これらは、筋肉や血液をつくり、体内の組織が正常に再生される手助けをします。レバーには、ビタミンB6が豊富に含まれています。ビタミンB6は、強い抗AGE力があります。

一方で、牛肉は大腸がんの発症に関わっていることが指摘されています。私は牛肉そのものが悪いのではなく、生育環境に問題があると考えています。肥育ホルモン剤や抗生物質を与えられて育った牛が何らかの影響を与えている可能性が否定できません。産地に気を配ったうえで、食べるようにしましょう。

食べ方のPOINT

- ステーキの場合は焼きすぎないようにすること。できればレアに。
- すき焼きよりもしゃぶしゃぶで食べるとAGEを減らせます。
- 調理前に酢やレモンをかけるとAGEを減らせます。
- 甘い味つけはできるだけ避けるようにします。

「鶏肉」のむね肉はカルノシンが豊富。疲労回復や抗酸化作用が期待できる

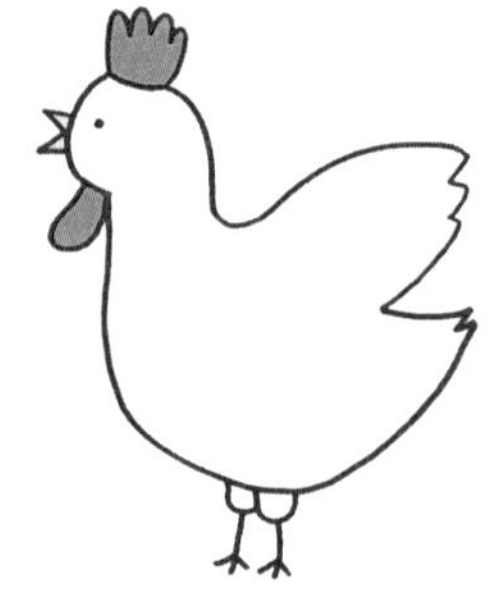

鶏肉の特徴のひとつは、運動能力の維持に役立ち、疲労回復効果のあるカルノシンが含まれていることです。渡り鳥たちが数千㎞を飛び続けられるのはカルノシンのおかげです。抗酸化作用があり、酸化したタンパク質が体に蓄積する前に分解排出されるように促します。特に鶏のむね肉に多く含まれます。

また、鶏肉にはビタミンAが含まれています。ビタミンAは皮膚や粘膜を丈夫にし、ウイルスや菌から守る働きがあります。

さらに、鶏肉にはビタミンB6が多いのも特徴。毎日摂ることでAGEによる体の老化を防ぐことができます。

食べ方のPOINT

- 鶏肉の脂質は血液をサラサラにし、悪玉コレステロールを減らすオレイン酸やリノール酸が豊富なので、皮も捨てずに食べましょう。
- むね肉は低温で火を通すと柔らかくなりAGEの量を抑制します。
- 水に溶ける栄養成分が多いので、ゆでたときは汁ごと食べましょう。

「ブロッコリー」は血糖値を下げ、AGEが体内でつくられるのを防ぐ

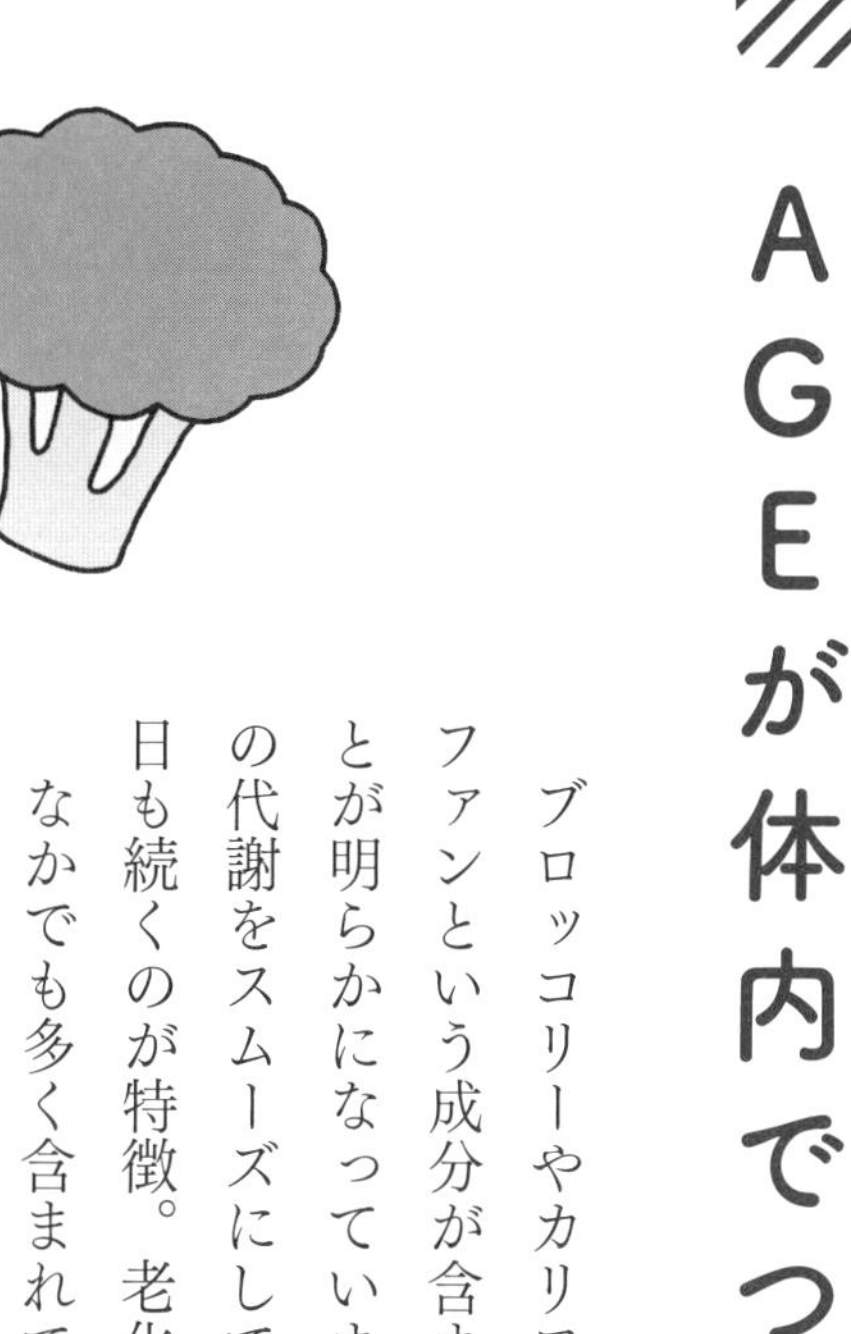

ブロッコリーやカリフラワーなどの「アブラナ科」の野菜には、スルフォラファンという成分が含まれています。スルフォラファンは、血糖値を下げることが明らかになっています。肝臓の健康を守る働きをもち、肝臓で行われる糖の代謝をスムーズにしてくれるのです。高い抗酸化作用があり、その効果が3日も続くのが特徴。老化の原因であるAGEがつくられるのを防ぎます。なかでも多く含まれているのが、ブロッコリーの新芽ブロッコリースプラウトです。糖尿病の合併症の発症リスクを下げる効果があります。ブロッコリーは、粘膜や肌を守るビタミンAやビタミンCも含んでいます。

食べ方のPOINT

- 茎も栄養豊富なので使うようにします。
- ビタミンCやスルフォラファンは水溶性なので、ゆでるよりも、スープにして汁ごと飲みましょう。
- ブロッコリースプラウトは生のまま食べると栄養を逃しません。

血管を強くして動脈硬化を予防。美肌効果も高い優秀野菜「トマト」

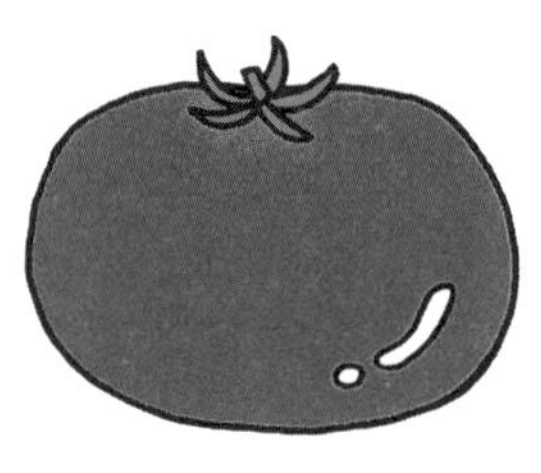

トマトの赤い色素成分であるリコピンは、抗酸化作用が強く、β-カロチンの2倍、ビタミンEの100倍といわれます。がん予防、血糖値を下げる、脂肪が溜まるのを防ぐ効果があります。

皮の部分に多いケルセチン（ポリフェノールの一種）は、血管を強くする働きがあり、動脈硬化の予防に役立ちます。

トマトには、抗酸化作用が強く、AGEが溜まるのを防ぎ、体脂肪の増加を抑制するα-リポ酸（アルファリポ酸）や、美肌効果の高いビタミンCも豊富です。若さと美しさを保つために摂りたい野菜です。

食べ方の
POINT

・色が濃いほどリコピン含有量が多いので、できるだけ赤く熟したものを選びましょう。
・リコピンは油と摂ると体内への吸収率がアップします。ドレッシングやオリーブオイルをかけて皮ごと食べましょう。

ビタミンAが豊富。目や皮膚の健康維持にもいい「ほうれん草」

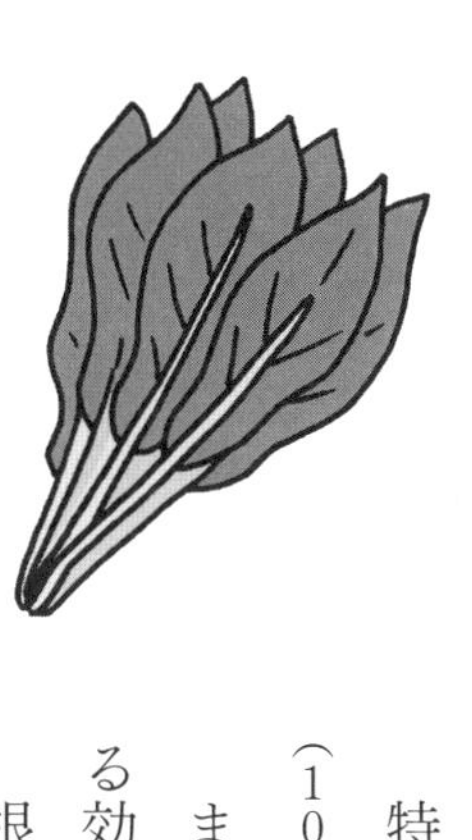

ほうれん草は若々しさを支えるビタミンA、C、Eや鉄分などが豊富です。これらはいずれも若さを支える栄養素です。

特に粘膜を守ったり、骨や皮膚、目の健康を保つビタミンAが豊富で、半束（100g）で、1日に必要な量の4割を補えます。

また、抗酸化作用のあるα-リポ酸も入っています。AGEの生成を抑制する効果があるため、細胞の老化を遅らせることができます。

根元のピンク色の部分には、抗酸化作用のあるポリフェノールや、骨の形成に必要なマンガンなどが含まれています。汚れを取り除いて使いましょう。

食べ方の POINT

・ほうれん草にはシュウ酸というアクが含まれ、食べすぎると結石の原因になる場合もあります。さっとゆでてアク抜きしてから使いましょう。
・ほうれん草の旬は冬。冬に収穫したものは夏に比べて3倍のビタミンCを含むというデータもあります。旬を意識して食べましょう。

疲労回復効果が高く細胞の老化を防ぐ「ニンニク」

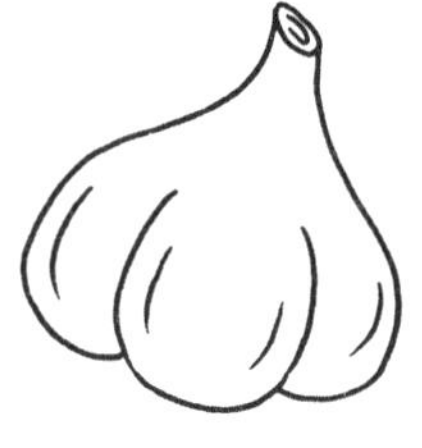

ニンニクの独特なニオイの元になっている成分アリシンは、切ったり刻んだりすることで発生します。高い抗酸化作用があり、細胞の老化を防ぎます。疲労回復や体内の悪い菌やウイルスを撃退したり、動脈硬化を防ぎ、血液をサラサラにする効果があります。さらに発がん性物質を取り除く作用も。アリシンはビタミンB1と組み合わせることで作用がよりパワーアップします。ビタミンB1を多く含む豚肉やきな粉、うなぎ、ゴマなどを一緒に摂るのがおすすめです。

ニンニクそのものにもビタミンB1は含まれています。

食べ方のPOINT

・アリシンは殺菌作用も強いため、食べすぎると胃の粘膜や胃壁を荒らすことがありますので、ほどほどに食べましょう。
・アリシンは細胞を壊すことで出てきますので、調理の前に包丁などでつぶすとよいでしょう。

「きのこ類」はがん予防や腸内環境の調整にパワーを発揮

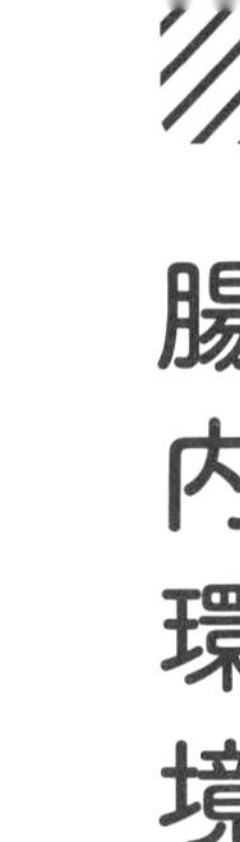

きのこ類は低カロリーで糖質が低く、食物繊維が多いため、体重が気になる人にはおすすめです。腸内環境を整えてくれます。

ビタミンDを大量に含んでいるのも特徴です。ビタミンDの血中濃度が高い人は肝臓がんや乳がんなど、ほとんどのがんの発症率が低くなることが明らかになっています。カルシウムの吸収にはビタミンDが必要なので骨粗しょう症予防にも効果的です。

キクラゲは特にビタミンDが豊富です。きのこ類はカリウムが多く、ナトリウムが少ないので、血圧が心配な人も積極的に摂りましょう。

食べ方のPOINT

- きのこ類は石づきの部分を切り落とすと、だいたいの汚れは取れるので洗う必要はありません。
- きのこ汁にして溶け出た栄養分も全部飲んでしまうのがおすすめ。
- きのこは冷凍保存も可能。

「『納豆』を毎日夕食に食べる」を新習慣にして脳梗塞を予防

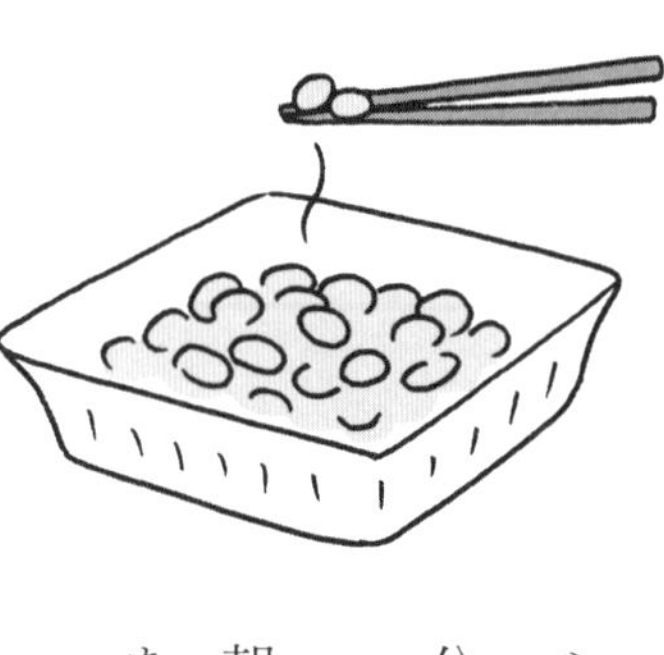

納豆は健康によいといわれますが、そのとおりだと思います。私は毎日食べています。

発酵食品としてすぐれた整腸効果があります。それに加えて、納豆のネバネバに含まれるナットウキナーゼは血液の主成分であるフィブリンに働きかけ、分解します。そのため脳梗塞などを予防する効果があります。

ナットウキナーゼは食べたあと10〜12時間ほど効果があるといわれています。朝食べる人が多いかもしれませんが、実は夜食べるのがおすすめです。脳梗塞を引き起こす血栓は深夜から朝にかけてできることが多いためです。

食べ方のPOINT

・納豆に卵を混ぜて食べるときは黄身だけを入れます。白身に含まれるアビジンという成分は、納豆に含まれるビオチンという美肌効果の高い成分の働きを妨げるからです。
・大根おろしやキムチと混ぜてお酒のつまみにもぴったりです。

視力回復効果も肌老化の防止にも効く果実「ブルーベリー」

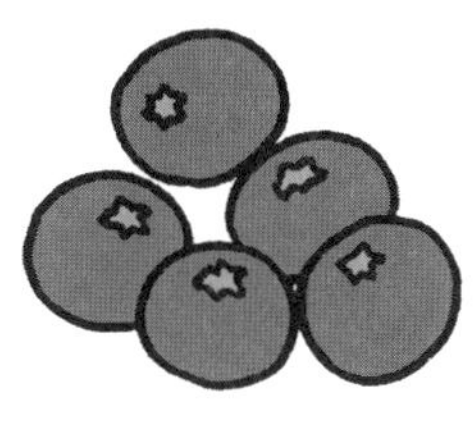

ラズベリー、クランベリーなどいろいろあるベリーの中でもっとも推奨できるのがブルーベリーです。

ブルーベリーにはポリフェノールの一種であるアントシアニンが豊富に含まれ、老化を促進するAGEを減らす効果があります。

アントシアニンには視力回復効果があり、パソコンやスマホの利用で疲れ目に悩まされているビジネスパーソンは積極的に摂るとよいでしょう。

また、ブルーベリーの抽出エキスは、肌老化によるくすみの改善にも効果があります。健康や美しさのためにおすすめの果物です。

食べ方のPOINT

- そのままヨーグルトに混ぜたり、サラダに加えてみましょう。
- サプリメントが多く出ていますが、生のブルーベリーをそのまま食べるのがおすすめです。

全身のアンチエイジングの守り神 果物の王様「キウイフルーツ」

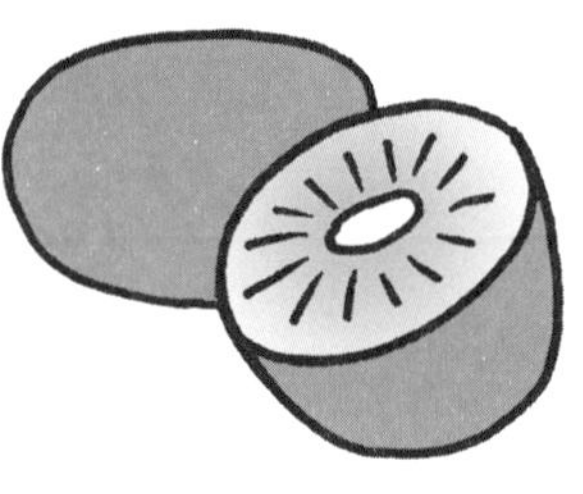

キウイフルーツは、栄養価が高く、原産地の中国では古い薬学書にも出ています。ビタミンCとEは、抗酸化力が強く、活性酸素の攻撃から細胞を守りますが、キウイフルーツに含まれるビタミンC、Eの量は、果物の中でもトップクラスです。体をサビから守ってくれる強い味方です。

また、キウイフルーツには、キウイポリフェノールという特有のポリフェノールが含まれていますが、抗酸化力が強く、全身のアンチエイジングや美肌づくりに役立ちます。

カリウムも多いので、むくみや高血圧防止にも。食物繊維も豊富です。

食べ方のPOINT

- ビタミンC、Eは加熱に弱いため生のまま食べましょう。
- ポリフェノールは皮に多く含まれています。皮をよく洗って、丸ごと食べるのがベストです。

食べ物にちょっとかけるだけでAGEを減らせる「酢」「レモン」

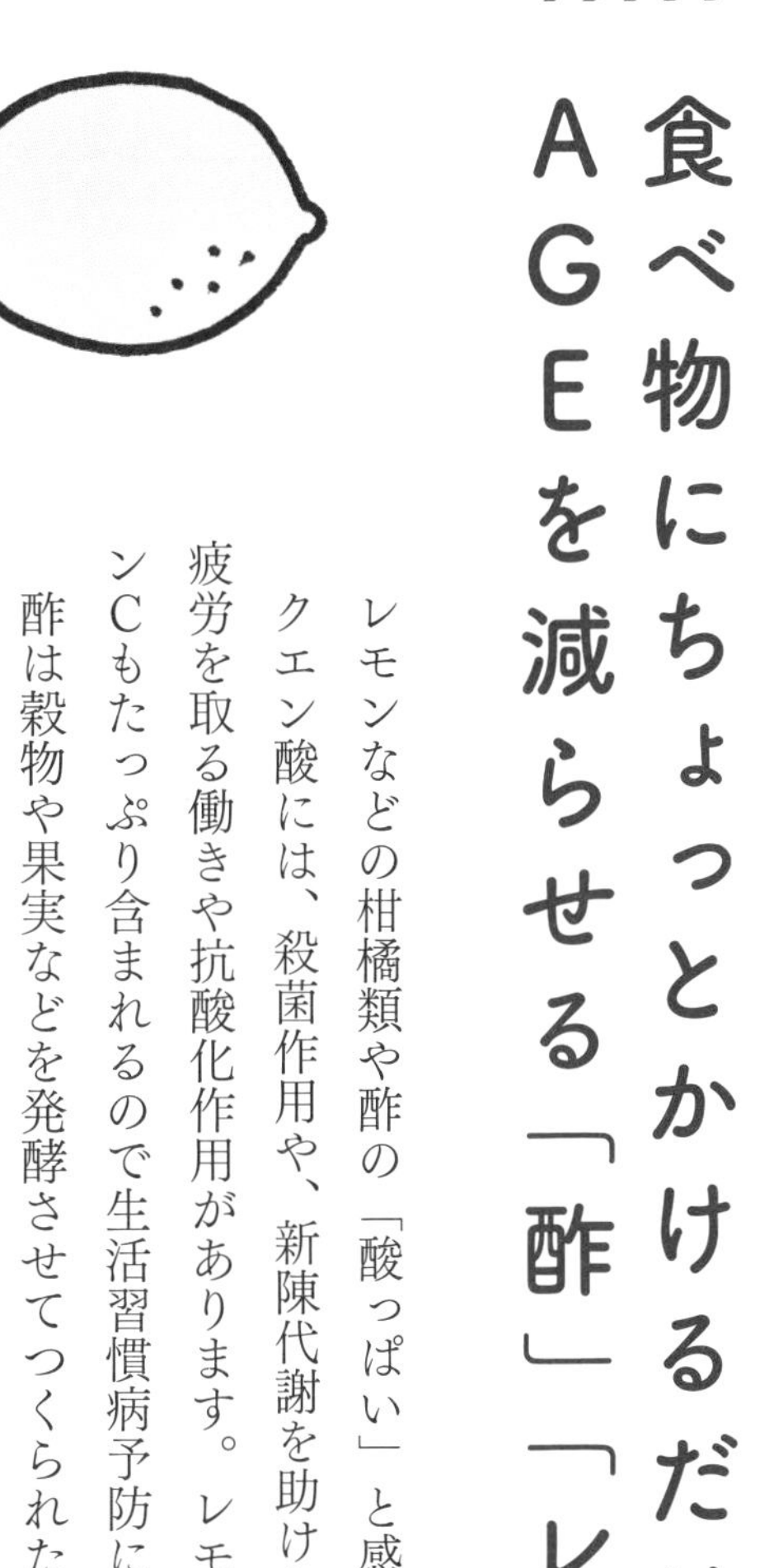

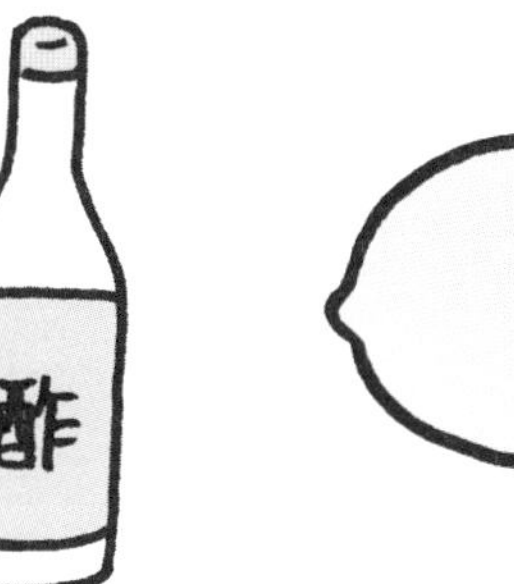

レモンなどの柑橘類や酢の「酸っぱい」と感じる酸味成分はクエン酸です。クエン酸には、殺菌作用や、新陳代謝を助けたり、血液をサラサラにしたり、疲労を取る働きや抗酸化作用があります。レモンには抗酸化作用の強いビタミンCもたっぷり含まれるので生活習慣病予防に最適です。

酢は穀物や果実などを発酵させてつくられたもの。血糖値を下げる効果があることがわかっています。また、食品中のＡＧＥを減らしたり、血圧を下げることも明らかになっています。「揚げ物にレモンや酢をかけたら、料理のＡＧＥが半減した」という研究結果もあります。

食べ方のPOINT

・揚げ物や炒め物などにはレモンや酢をかけましょう。
・クエン酸は加熱しても壊れません。
・酢に含まれるクエン酸やアミノ酸は疲労回復に欠かせません。夏に摂ると夏バテ防止にも役立ちます。

肝臓の活性酸素に届くのは「ゴマ」の成分だけ

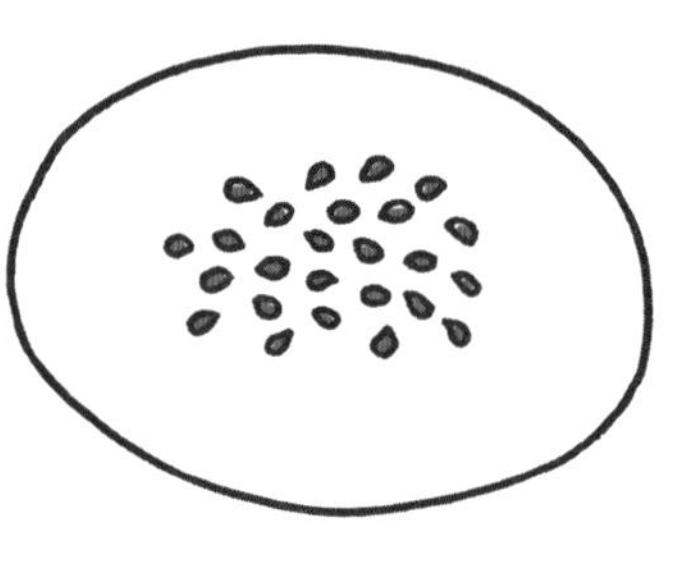

ゴマは「万病を防ぐ」として古くから知られている香辛料です。ゴマには、ゴマ特有の微量成分ゴマグリナンが含まれています。ゴマグリナンとは、セサミンなどを含むゴマの抗酸化物質の総称です。

本書でも紹介してきたように抗酸化作用のある物質はたくさんありますが、活性酸素がつくられやすい肝臓まで届くのは、ゴマグリナンだけです。

コレステロールの増加を抑制したり、肝機能を回復する効果が明らかになっています。そのほかにも、ビタミンB1やE、食物繊維やタンパク質、鉄分、カルシウムなど、さまざまな栄養素が含まれています。

食べ方の
POINT

・皮は消化が悪いので、加熱して炒りゴマにしましょう。
・すりゴマや練りゴマにすると吸収力がアップします。
・黒、白、金ゴマなどがありますが、黒ゴマには、ポリフェノールの一種アントシアニンも含まれているので、迷ったら黒ゴマを選びましょう。

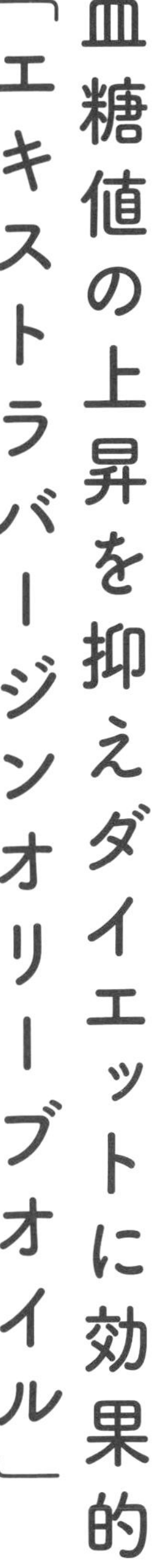

血糖値の上昇を抑えダイエットに効果的「エキストラバージンオリーブオイル」

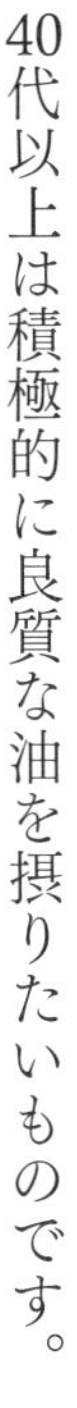

40代以上は積極的に良質な油を摂りたいものです。脂質は細胞膜の材料となる大切な栄養素だからです。特におすすめは、オリーブオイル。パンやパスタ等の糖質にオリーブオイルを加えることで血糖値の上昇が抑えられることがわかっています。

2013年に発表された論文では、質のよいエキストラバージンオリーブオイルをたっぷり使用した地中海食ダイエット※を行うと体重が落ちるだけでなく、心臓発作や脳卒中の発生率が30％も下がることが報告されています。

食べ方のPOINT

・毎日、そのままスプーン一杯を飲むのもおすすめ。
・調味料としてオリーブオイルを積極的に使いましょう。
・できれば「コールドプレス」という熱を加えない状態で絞ったもので、しっかりと品質管理されたものがおすすめです。

※地中海食ダイエット……地中海沿岸地方では心臓病発生がきわめて低い。この地方で数千年受け継がれてきたオリーブオイルを中心とした伝統的な食生活のスタイルを取り入れたダイエット法のこと。

口が寂しいときはビターな「チョコレート」を

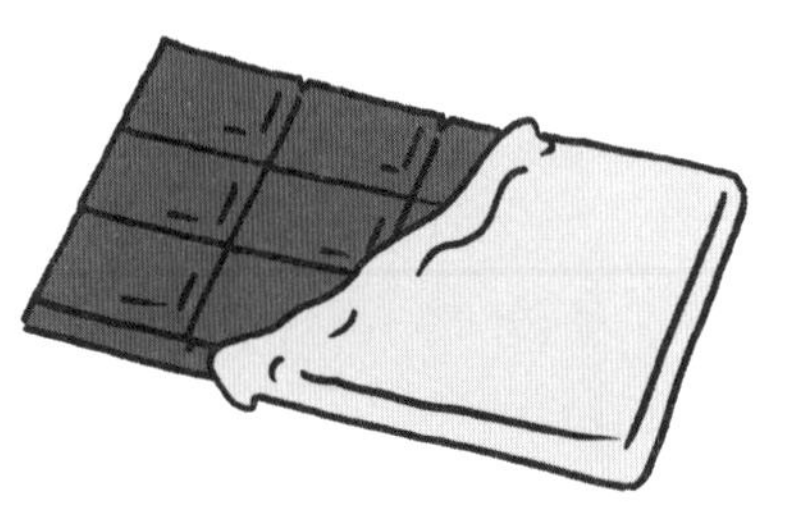

チョコレートの原料カカオは、ポリフェノールの塊です。非常に強い抗酸化作用があり、血圧を下げる効果やAGE量を減らす働きをします。

仕事中に口が寂しいときは、チョコレートを食べるとよいでしょう。

ただし、お菓子売り場で売られている昔ながらのミルクチョコレートなどはカカオの割合が少なく糖質と脂質がほとんどです。

カカオ含有量が多い商品を選びましょう。私が自分の患者さんにすすめているのはカカオ含有量70％以上のものです。

カカオ含有量が多くなるほど苦味が効き、大人の味わいがあります。

食べ方のPOINT

- 携帯して小腹が空いたときに食べるといいでしょう。
- ホワイトチョコはポリフェノールの量がブラックチョコより劣ります。また、糖質が高いものは避けましょう。
- カカオ成分70％以上のものを1日25gが理想。

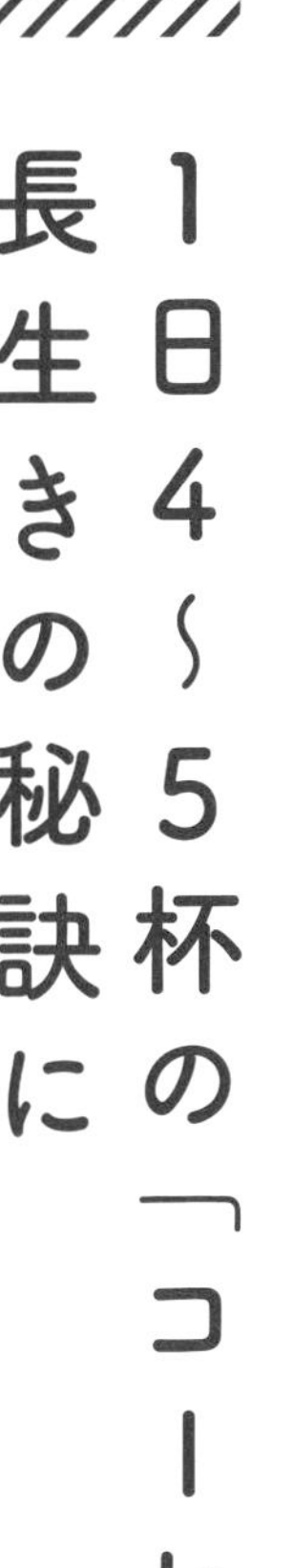

1日4〜5杯の「コーヒー」が長生きの秘訣に

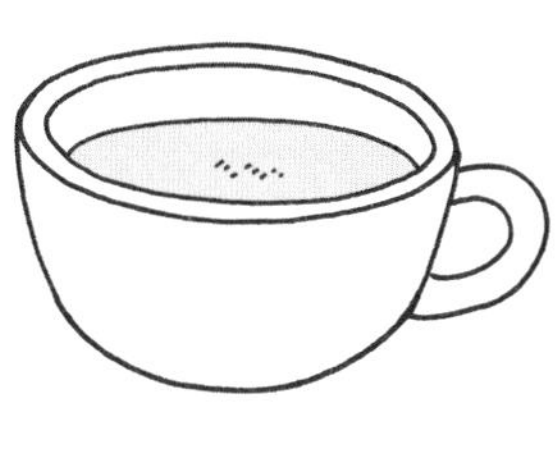

ある統計調査からコーヒーには糖尿病の発症を抑える効果があることがわかりました。また、コーヒーの摂取量が死亡率と逆相関することも明らかになっています。コーヒーをまったく飲まない人に比べ、1日に3杯飲む人と4〜5杯飲む人は12%、6〜7杯で16%死亡率が減少したというものです。

ただし、あくまでも「挽きたての本格コーヒーをブラックで飲む」場合の話です。砂糖をたっぷり入れたものや、糖質の多い缶コーヒーは別のものと考えてください。また飲みすぎはカフェインの過剰摂取につながり神経症、不眠を引き起こすことも。1日4〜5杯、濃いめが好きなら3杯程度がいいでしょう。

食べ方のPOINT

- 挽きたてをブラックで飲みましょう。
- 1日4〜5杯を目安に。
- 缶コーヒーは手を出さないようにしましょう。
- コンビニの挽きたてコーヒーは選択肢のひとつとしていいでしょう。

悪玉コレステロールを減らしがんを防ぐ「緑茶」

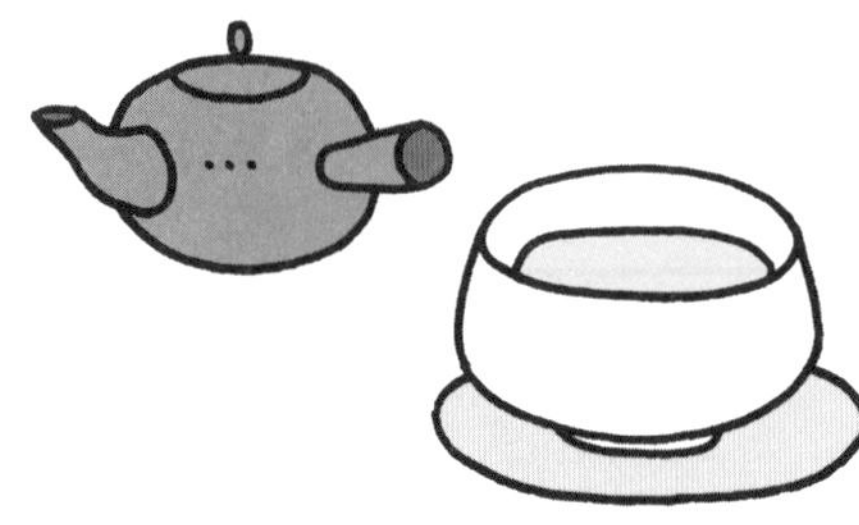

緑茶の主な特徴はポリフェノールの一種であるカテキンがたっぷり含まれていることです。

カテキンは殺菌作用や悪玉コレステロールを減らす、がんを防ぐなどの効果があります。また、AGEができるのを90％以上も抑える効果も見逃せません。

さらに、高い抗酸化作用をもつビタミンA、C、Eも含まれています。

紅茶にもポリフェノールがたっぷり含まれており、コラーゲンの糖化を防ぎます。緑茶や紅茶はカフェインが含まれています。夜飲むのなら、抗糖化作用のあるどくだみ茶や甜茶、抗酸化作用が高いルイボスティーがおすすめです。

食べ方のPOINT

・緑茶のカテキンは茶葉にお湯を注いで飲むより、抹茶をそのまま飲んだ方がより摂取できます。
・ビタミンB1、B6を含む豆乳200ccに大さじ1の粉緑茶を混ぜた豆乳抹茶はアンチエイジングの飲み物としておすすめです。

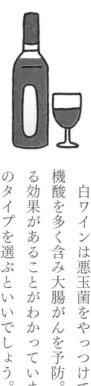

「赤ワイン」は抗酸化作用が抜群。「白ワイン」はダイエット効果が高い

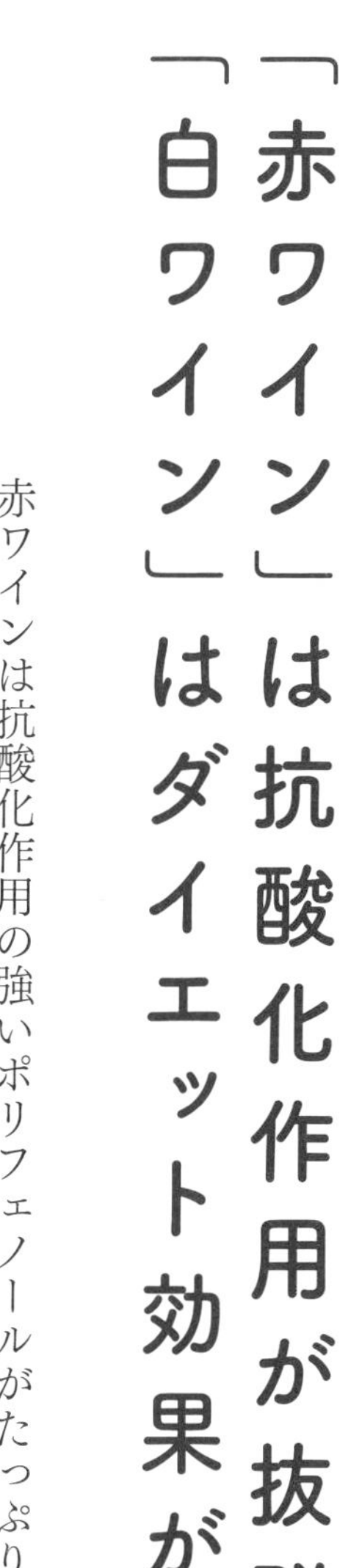

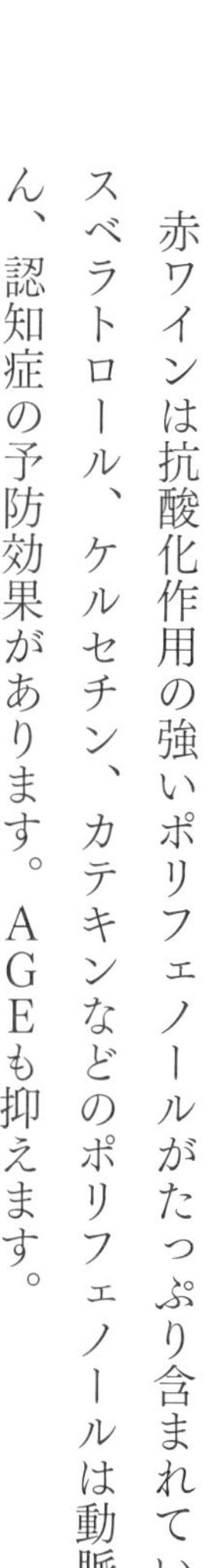

赤ワインは抗酸化作用の強いポリフェノールがたっぷり含まれています。レスベラトロール、ケルセチン、カテキンなどのポリフェノールは動脈硬化やがん、認知症の予防効果があります。AGEも抑えます。

白ワインは悪玉菌をやっつけて腸内環境を整える酒石酸やリンゴ酸などの有機酸を多く含み大腸がんを予防。また、白ワインはミネラル成分の影響でやせる効果があることがわかっています。ただし、糖質の多い甘口ではなく、辛口のタイプを選ぶといいでしょう。

赤ワインも白ワインも血糖値を下げます。

食べ方のPOINT

・飲みすぎはNG。グラス1、2杯が適量です。お酒に強い人であれば、多少多く飲んでもOKです。
・ワインと交互に同量の水を飲むと、アルコールの血中濃度を下げ、翌朝お酒が残りません。

おわりに

約40年、医師としての道を歩んできました。

私は糖尿病専門医ですが、特に、もう透析ですと言われた患者さんを救う治療を行っています。そして、皆さんが長生きできるように、がんなどが見つかったら、最高の先生に手術してもらえるようにしています。

しかし、いちばん大切なのは病気にならないように予防することです。この本で詳しくその予防法を書きました。

ひとりでも多くの人を健康に導きたいと思っており、その充実感によって、私自身も幸福を感じています。

本書で述べてきたように、健康や若々しさにダメージを与えているAGEを減らす生活に変えることで体は変化します。

本書をお読みになったひとりでも多くの方が、健康で若々しく幸せな人生を送ってくださることを願っています。

牧田善二

参考文献

『医者が教える食事術2 実践バイブル20万人を診てわかった医学的に正しい食べ方70』（ダイヤモンド社 牧田善二著）

『医者が教える食事術 最強の教科書——20万人を診てわかった医学的に正しい食べ方68』（ダイヤモンド社 牧田善二著）

『糖質オフのやせる作りおき』（新星出版社 牧田善二著）

『眠れなくなるほど面白い 図解 糖質の話』（日本文芸社 牧田善二著）

『老けない人はこれを食べている』（新星出版社 牧田善二著）

『医者が教える美肌術』（主婦の友社 牧田善二著）

『医師・牧田善二が直伝 老けない人の最強レシピ』（新星出版社 牧田善二著）

『老けたくないなら「AGE」を減らしなさい カラダが糖化しない賢い生活術』（SBクリエイティブ 牧田善二著）

『人間ドックの9割は間違い』（幻冬舎 牧田善二著）

『Dr・牧田の新・美肌常識テスト40——まだ誰も知らない極秘スクープ連発！』（主婦の友社 牧田善二著）

『老化物質AGEsワールドに迫る！ アンチエイジングのための100の質問』（メディカルレビュー社 太田 博明監修、山岸 昌一 編集）

『WHITE 2019年11月号（Vol.7 No.2）』（メディカルレビュー社）

牧田善二
（まきた・ぜんじ）


AGE牧田クリニック院長。糖尿病専門医。医学博士。

1979年、北海道大学医学部卒業。地域医療に従事した後、ニューヨークのロックフェラー大学医生化学講座などで、糖尿病合併症の原因として注目されているAGEの研究を約5年間行う。この間、血中AGEの測定法を世界で初めて開発し、「The New England Journal of Medicine」「Science」「THE LANCET」等のトップジャーナルにAGEに関する論文を筆頭著者として発表。1996年より北海道大学医学部講師、2000年より久留米大学医学部教授を歴任。

2003年より、糖尿病をはじめとする生活習慣病、肥満治療のための「AGE牧田クリニック」を東京・銀座で開業。世界アンチエイジング学会に所属し、エイジングケアやダイエットの分野でも活躍、これまでに延べ20万人以上の患者を診ている。

著書に『医者が教える食事術 最強の教科書』（ダイヤモンド社）、『糖質オフのやせる作りおき』（新星出版社）、『糖尿病専門医にまかせなさい』（文春文庫）、『日本人の9割が誤解している糖質制限』（ベスト新書）、『人間ドックの9割は間違い』（幻冬舎新書）他、多数。 雑誌、テレビにも出演多数。

〈AGE牧田クリニック〉
http://www.ageclinic.com

編集協力／小川真理子（文道）
装丁／山田知子（chichols）
本文デザイン／岩永香穂（MOAI）
イラスト／坂木浩子（ぽるか）
DTP／山口良二

老化をとめる本

2021年2月5日　初版発行

著者　牧田善二
発行者　太田　宏
発行所　フォレスト出版株式会社
〒162-0824
東京都新宿区揚場町2-18　白宝ビル5F
電話　03-5229-5750（営業）
03-5229-5757（編集）
URL　http://www.forestpub.co.jp
印刷・製本　萩原印刷株式会社

 ISBN978-4-86680-118-6　Printed in Japan

『脳が若返る15の習慣』

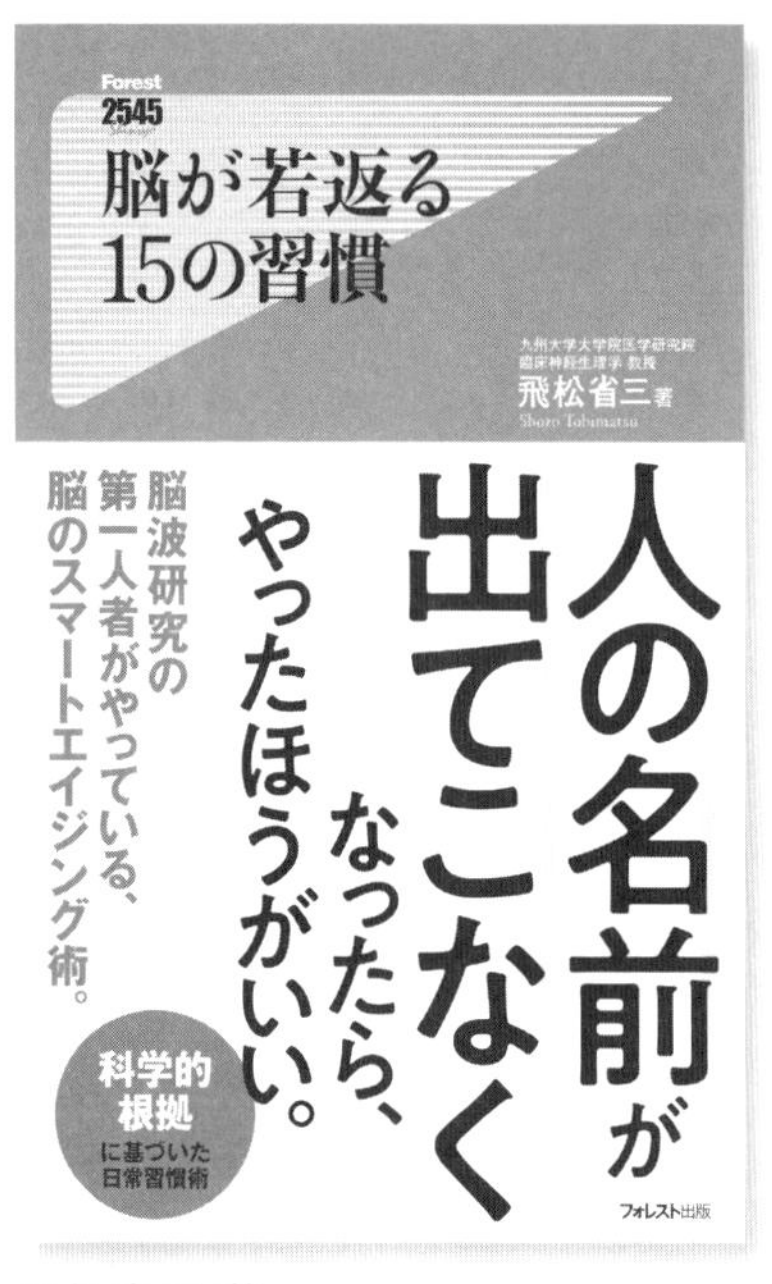

飛松省三 著

定価 本体900円 +税

人の名前が出てこなくなったら、
やったほうがいい

脳波研究の第一人者がやっている、
脳のスマートエイジング術

科学的根拠にもとづいて、脳の老化をとめる!

「最近、物忘れがひどくなった」「人の名前がすぐに出てこない」「昨夜食べたメニューが思い出せない」……そのままにしておくと、あなたの脳の老化はどんどん進んでいきます。早い人だと、40代からその兆候が出てきます。では、脳の老化の進行を防ぐ方法がないのか？　いや、あるんです！　脳の老化の進行を抑えるだけでなく、脳を活性化させて若返らせる画期的な方法が！　画期的な方法といっても、特別な薬や医療機器は必要ありません。あなたの毎日の行動や習慣をちょっと変えるだけ。本書では脳波研究の第一人者である著者が実践する脳を若返らせるちょっとした日常習慣術を厳選してご紹介します！

『ねるヨガ』

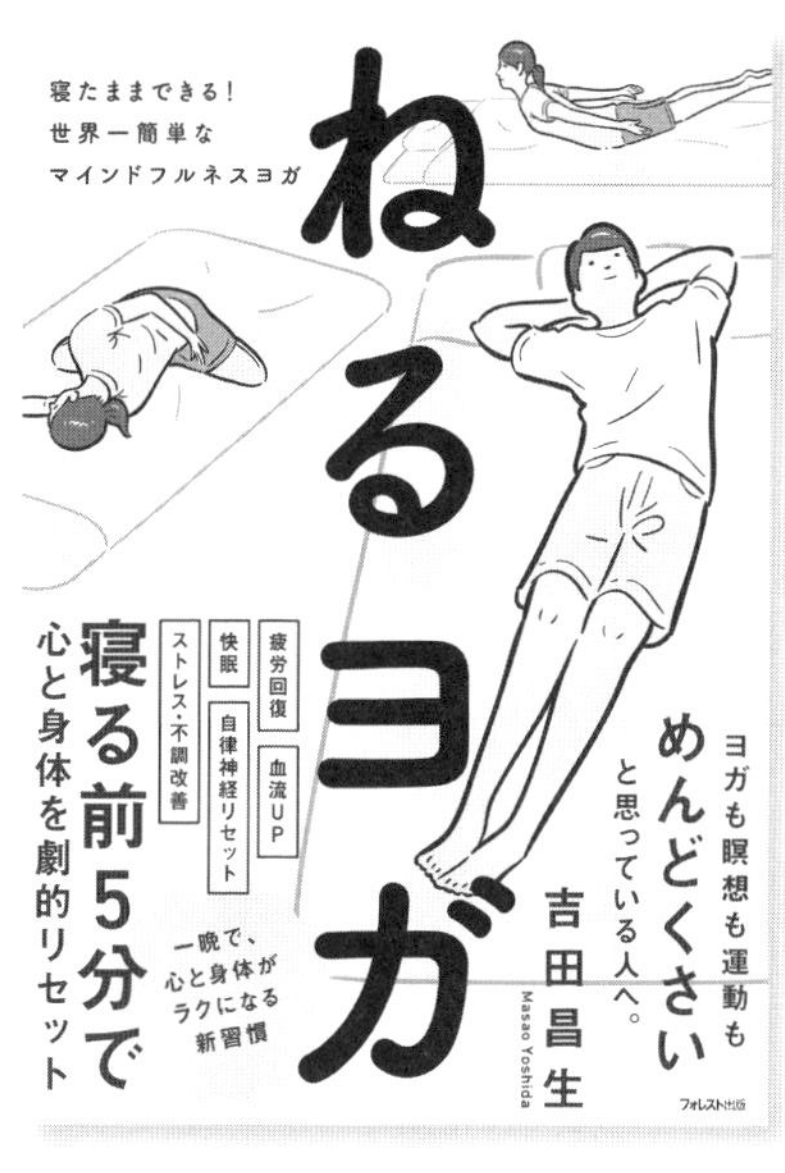

寝たままできる！
世界一簡単なマインドフルネスヨガ

寝る前5分で心と身体を
劇的リセット

吉田昌生 著

定価 本体1400円 +税

一瞬で、心と身体がラクになる新習慣

ヨガも瞑想も運動も興味がある。やったらいいことがあるのはわかっているし、やりたいと思っている。でも、「やっぱりめんどくさい」と思ったことはないでしょうか。

ヨガは興味があっても、場所やスペース、時間もかかるもの。ねるヨガは、布団やベッドの上で、寝ている状態で行えるマインドフルネスヨガです。

1日5分前後から始められて、快眠・熟睡、疲労回復、疲労予防、
集中力、自律神経リセット、肉体疲労の回復まで行えます。

マインドフルネスの専門家であり、人気ヨガ講師としても知られる著者が、最も簡単で寝たままできる究極のヨガをご紹介します！